骨科自我保健
教科書

骨骼、肌肉、關節＆日常運動傷害全解析！教你認識身體的
運動器官，自我診斷生活中常見的運動傷害與骨骼疾病

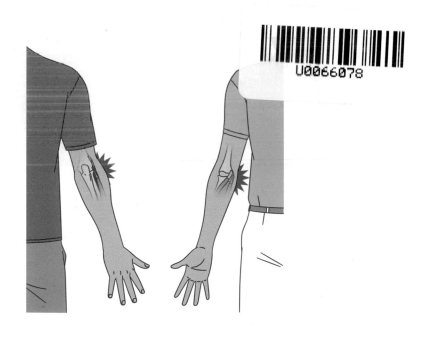

U0066078

常常生活文創

前言

　　現今迎來了超高齡社會時代，骨科必須面對的運動器官疾病愈來愈多，而未來相關的診斷與治療也更加重要。我想各位讀者之中應該有不少人曾經因為骨折、腰痛、肩膀僵硬、運動傷害等運動器官疾病而接受骨科醫師的診斷與治療。運動器官與骨科疾病就是如此貼近我們的生活。

　　骨科常見疾病的種類非常多，像是扭傷、骨折、脫臼、韌帶損傷等外傷，以及伴隨年齡增長而來的退化性疾病、發炎性疾病、代謝疾病、先天性疾病、運動傷害等，有多種疾病與內科疾患有著相似的症狀，因此診斷時，疾病的鑑定更顯重要。為了進行精準的診斷，必須學習基本的運動器官相關知識。

　　為了方便讀者理解運動器官疾病，本書以簡潔扼要的方式彙整最基本的解剖學知識，以及臨床上較為常見的疾病。本書特色包含：①收錄大量彩色插圖，以利輕鬆理解艱深知識；②在各單元的一開始，以條列方式歸納該單元的重點內容；③文中的重要用語以紅色字標示；④以資格考中常見專門用語、備忘錄、關鍵字的形式來註釋解說重要用語；⑤以專欄方式補充疾病與建議讀者熟記的各項相關資訊。尤其對一般患者、護理系或醫學系學生、治療師、護理師、實習醫師等醫療相關人員來說，這是一本能在短時間內學習骨科基礎知識的入門書，透過平易近人的方式解說，讓所有人都能夠輕鬆理解書中內容。而希望更深入學習的人，建議在讀完這本書之後，進一步參閱各領域的專門書籍。另外，這本書的大小方便隨身攜帶，希望大家能在臨床工作中多加運用。

2022 年 7 月

國際醫療福祉大學醫學部骨科

系主任　石井賢

目　錄

序章　解剖學的基礎知識

第1章　骨骼、關節、肌肉、神經的構造

第**2**章 骨科疾病與治療方法

第**3**章 運動器官疾病（上肢）

第4章 運動器官疾病（下肢）

第5章 脊椎疾病

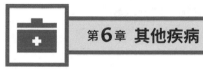

第6章 其他疾病

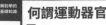

 何謂運動器官

重點
- 運動器官是指與身體活動相關的所有組織與器官。
- 運動器官會隨年齡增長而逐漸衰退。
- 面臨超高齡社會的日本,延長健康平均餘命是一大重要課題。

運動器官是身體活動的源頭

所謂的運動器官,是人類身體活動時所需要的組織與器官的總稱,由骨骼、關節、肌肉(骨骼肌)和神經等組成。

數種組織與器官相互合作方能促使身體活動,只要某個部分受損,整體功能便無法順利運作。運動器官出現這種障礙的狀態,稱為運動器官疾病。

人體的運動器官會隨年齡增長而逐漸老化。除了腰痛麻痹、膝蓋、腰部和髖關節疼痛外,骨骼逐漸變脆弱的骨質疏鬆症(請參閱 P164)、跌倒造成骨折等都算是運動器官疾病。然而老化造成的衰弱並不是疾病。

聯合國和 WHO 推動「運動器官 10 年健康計畫」

聯合國和 WHO(世界衛生組織)推動「運動器官 10 年健康計畫(The Bone & Joint Decade 2000−2010)」,並在世界各國展開運動器官流行病學、預防與治療的相關研究,以及啟發教育等各項活動。全球老年人口持續增加,高齡化已成趨勢,運動器官疾病的增加導致勞動力下降與經濟衰退,不僅如此,運動器官受損甚至可能造成尊嚴喪失,推動這項計畫的目的就是為了避免這些情況發生。

運動器官功能受損可能嚴重影響生活品質(QOL),對迎來超高齡社會時代的日本來說,延長健康平均餘命是刻不容緩的重要課題。

10

資格考中常見專門用語

身體活動
意指平時生活以外的任何形式的身體移動。除了一般活動和從事運動外,也包含工作、做家事等日常生活中的所有大小活動。

骨骼肌
主要分布於各種骨骼的肌肉。骨骼肌透過神經的放鬆與收縮來活動身體。一般常說的肌肉,指的就是骨骼肌。肌肉分為橫紋肌和平滑肌兩大類型。骨骼肌屬於橫紋肌。除了骨骼肌,還有心肌和平滑肌。

超高齡社會
超高齡社會是指65歲以上老年人口占總人口比例的21%以上的社會。65歲以上老年人口占總人口比例達7%時稱為高齡化社會,達14%時稱為高齡社會。

運動器官10年健康計畫
由聯合國和WHO(世界衛生組織)主導的健康計畫,共有96個國家參加。提倡者為瑞典隆德大學的Lidgren教授。

以條列方式歸納本頁內容的重點。

3 種註釋

 資格考中常見專門用語

列舉各種資格考中出現頻率較高的專門用語。

關鍵字

解說本文中的重要用語。

備忘錄

用於補充說明以利加深理解,並且進一步詳細解說。

彩色圖解插圖

透過淺顯易懂的彩色插圖來說明運動器官構造。

專欄

專欄分為 2 類。**Athletics Column** 介紹運動和身體相關的廣泛知識。**column** 介紹更多與單元內容有關的延伸知識。

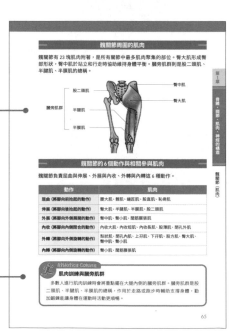

髖關節周圍的肌肉

髖關節有 23 塊肌肉附著,是所有關節中最多肌肉聚集的部位。臀大肌形成臀部形狀,臀中肌於站立和行走時協助維持身體平衡。臀旁肌群則是股二頭肌、半腱肌、半膜肌的總稱。

股二頭肌 / 臀旁肌群 / 半腱肌 / 半膜肌 / 臀中肌 / 臀大肌

髖關節的 6 個動作與相關參與肌肉

髖關節負責屈曲與伸展、外展與內收、外轉與轉造 6 種動作。

動作	肌肉
屈曲(將膝向前抬起的動作)	腰大肌、髂肌、縫匠肌、股直肌、恥骨肌
伸展(將膝向後抬起的動作)	臀大肌、半腱肌、半膜肌、股二頭肌
外展(將膝向外側展開的動作)	臀中肌、臀小肌、闊筋膜張肌
內收(將膝向內側靠的動作)	內收大肌、內收短肌、內收長肌、股薄肌、閉孔外肌
外轉(將膝向外側旋轉的動作)	梨狀肌、閉孔內肌、上孖肌、下孖肌、股方肌、臀大肌、臀小肌
內轉(將膝向內側旋轉的動作)	臀小肌、闊筋膜張肌

Athletics Column 肌肉訓練與臀旁肌群

多數人進行肌肉訓練時會將重點擺在大腿內側的臀旁肌群。臀旁肌群是股二頭肌、半腱肌、半膜肌的總稱,作用於走路或跑步時輔助支撐身體,勤加鍛鍊是讓身體在運動時活動更順暢。

65

序章

解剖學的基礎知識

何謂運動器官

重點
- 運動器官是指與身體活動相關的所有組織與器官。
- 運動器官會隨年齡增長而逐漸衰退。
- 面臨超高齡社會的日本，延長健康平均餘命是一大重要課題。

運動器官是身體活動的源頭

所謂的運動器官，是人類**身體活動**時所需要的組織與器官的總稱，由**骨骼、關節、肌肉（骨骼肌）**和**神經**等組成。

數種組織和器官相互合作方能促使身體活動，只要某個部分受損，整體功能便無法順利運作。運動器官出現這種障礙的狀態，稱為**運動器官疾病**。

人體的運動器官會隨年齡增長而逐漸老化。除了腰腿虛弱，膝蓋、腰部和**髖關節**疼痛外，骨骼逐漸變脆弱的**骨質疏鬆症**（請參閱 P164）、跌倒造成骨折等都算是運動器官疾病。然而老化造成的衰弱並不是疾病。

聯合國和 WHO 推動「運動器官 10 年健康計畫」

聯合國和 WHO（世界衛生組織）推動「**運動器官 10 年健康計畫（The Bone & Joint Decade 2000~2010）**」，並在世界各國展開運動器官流行病學、預防與治療的相關研究，以及啟發教育等各項活動。全球老年人口持續增加，高齡化已成趨勢，運動器官疾病的增加導致勞動力下降與經濟衰退，不僅如此，運動器官受損甚至可能造成尊嚴喪失，推動這項計畫的目的就是為了避免這些情況發生。

運動器官功能受損可能嚴重影響**生活品質（QOL）**，對迎來**超高齡社會**時代的日本來說，延長健康平均餘命是刻不容緩的重要課題。

資格考中常見專門用語

身體活動
意指平靜休息以外的任何形式的身體移動。除了一般活動和從事運動外，也包含工作、做家事等日常生活中的所有大小活動。

骨骼肌
主要分布於骨骼的肌肉。骨骼肌透過交替的放鬆與收縮來活動身體。一般常說的肌肉，指的就是骨骼肌。肌肉分為橫紋肌和平滑肌兩大類型，骨骼肌屬於前者。除了骨骼肌，還有心肌和平滑肌。

備忘錄

超高齡社會
超高齡社會是指65歲以上老年人口占總人口比例21%以上的社會。65歲以上老年人口占總人口比例達7%時稱為高齡化社會，達14%時稱為高齡社會。

關鍵字

運動器官 10 年健康計畫
由聯合國和 WHO（世界衛生組織）主導的健康計畫，共有96個國家參加。提倡者為瑞典隆德大學的 Lidgren 教授。

運動器官的功用

各組織和器官相互合作以促使身體活動。任何一個部位受損都可能妨礙身體活動。

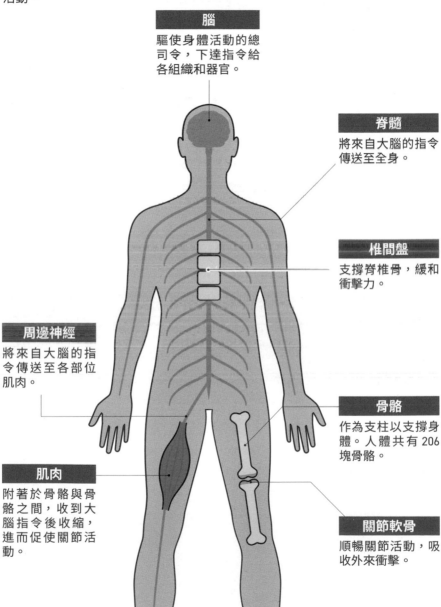

腦
驅使身體活動的總司令，下達指令給各組織和器官。

脊髓
將來自大腦的指令傳送至全身。

椎間盤
支撐脊椎骨，緩和衝擊力。

周邊神經
將來自大腦的指令傳送至各部位肌肉。

骨骼
作為支柱以支撐身體。人體共有 206 塊骨骼。

肌肉
附著於骨骼與骨骼之間，收到大腦指令後收縮，進而促使關節活動。

關節軟骨
順暢關節活動，吸收外來衝擊。

全身的肌肉

重點

● 人體全身約有 400 多塊骨骼肌。
● 依肌肉形狀分成數種類型。
● 骨骼肌由肌原纖維、肌纖維、肌束構成。

分布於人體全身的肌肉

所謂**肌肉（骨骼肌）**，是指活動身體時所需要的**肌肉組織**。基本形狀為兩端尖細，中間寬大的**紡錘狀肌**，多數骨骼肌都是這種形狀。中間寬大鼓起的部位稱為**肌腹**，兩端尖細部位的末梢側稱為**肌尾**，對側稱為**肌頭**。肌肉尖細末端連接至**肌腱**。

骨骼肌透過層層重疊以活動身體。淺層肌肉包含覆蓋於肩膀的**三角肌**、位於胸部的**胸大肌**、從頸部延伸至背部的**斜方肌**、從背部延伸至腰部的**闊背肌**、位於臀部的**臀大肌**等一些面積較大的肌肉。另一方面，深層肌肉包含位於斜方肌深層且附著於肩胛骨的大／小**菱形肌**、位於腹肌最深層的**腹橫肌**、位於腰背部最深層的**多裂肌**等面積較小的肌肉。

肌肉構造

據說全身上下共有 400 多塊肌肉，由**肌內膜**、**肌周膜**、**肌外膜**三層**肌筋膜**包覆。骨骼肌最表面有一層堅固肌筋膜包覆，稱為肌外膜。肌外膜裡有許多覆蓋於**肌周膜**下方的**肌束**，而肌束又是由許多成束的**肌纖維**構成，肌纖維則是由多數**肌原纖維**所組成。好幾束肌束集結在一起即形成骨骼肌。

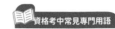

資格考中常見專門用語

肌肉組織
指的是形成骨骼肌的組織。

紡錘狀肌
大多數骨骼肌都是呈紡錘狀。

關鍵字

肌腹
紡錘狀肌中間寬大鼓起部位。

肌頭和肌尾
指的是肌肉的兩端，從肌肉方向來看，固定於靠近身體中心部位的近端側是肌頭，附著於對向遠端側，活動性較大的是肌尾。

肌腱
纖維性結締組織，連接肌肉和骨骼。

骨骼肌的整體構造

骨骼肌由數個成束的肌纖維集結而成。

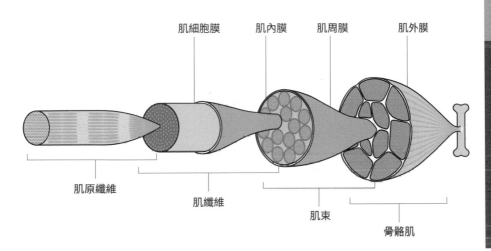

肌細胞膜　肌內膜　肌周膜　肌外膜

肌原纖維

肌纖維

肌束

骨骼肌

依照骨骼肌形狀分類

同樣是骨骼肌，但種類和功能會因肌肉形狀和分布部位而有所不同。

肌肉種類	紡錘狀肌	多頭肌	羽狀肌	多腹肌
肌肉形狀				
肌肉範例	多數骨骼肌	肱二頭肌	股直肌	腹直肌

肌肉的種類與功用

 重點
● 肌肉分為骨骼肌、平滑肌、心肌。
● 骨骼肌屬於橫紋肌,負責維持身體動作與姿勢。
● 肌肉的收縮與鬆弛促使關節活動。

骨骼肌、平滑肌、心肌的功用

肌肉的主要功用是促使身體活動,約占體重的40%,依照分布部位可分為骨骼肌、平滑肌、心肌3種。

沿著骨架分布的骨骼肌主要負責產生身體動作與保持身體姿勢。既附著於骨骼上,又能夠按照自我意識活動的隨意肌,在組織分類上屬於橫紋肌。我們一般常說的肌肉,指的就是骨骼肌。

另一方面,心肌是構成心臟的肌肉,負責心臟的幫浦作用。同骨骼肌都屬於橫紋肌,但無法依照自我意識活動,所以是不隨意肌。

最後是平滑肌,平滑肌主要構成胃和腸等消化道、尿道和膀胱等泌尿道,以及子宮等內臟。以食道和腸道為例,平滑肌負責運送食物的蠕動運動。和心肌一樣屬於不隨意肌。

肌肉之間的相互作用

來自大腦中樞神經的指令經由周邊神經傳送至各塊骨骼肌並引起收縮。這時候負責傳導的是一種名為乙醯膽鹼的化學傳導物質。

骨骼與骨骼之間有關節,而骨骼肌好比連接般附著於骨骼上。為了促進關節活動,肌肉之間需要通力合作。這時候往相同方向共同作用的肌肉稱為協同肌,往相反方向作用的肌肉則稱作拮抗肌。

 資格考中常見專門用語

橫紋肌
具有條帶狀紋路的肌肉,包含骨骼肌和心肌。平滑肌則不具橫紋。

平滑肌
存在於內臟和血管壁。透過收縮輔助內臟和血管的運作。

周邊神經
連接中樞神經和分布於身體各器官的神經,負責傳導訊息。包含運動神經和自律神經。

關鍵字

乙醯膽鹼
交感神經和副交感神經、運動神經末梢所釋放的神經傳導物質。由亨利·哈利特·戴爾(Henry Hallett Dale)於1914年首次發現。

協同肌和拮抗肌
協同肌是指肌肉運作時,協助作用於相同方向的肌肉。拮抗肌則是和動作中的肌肉產生相反功能的肌肉,亦即肌肉伸展時,對側的拮抗肌會收縮。

 備忘錄

隨意肌和不隨意肌
隨意肌,可以藉由自我意識控制的肌肉。不隨意肌,無法透過自我意識加以控制的肌肉。

肌肉的種類與主要分布部位

肌肉分為骨骼肌、平滑肌、心肌，具有各自不同的功用。

肌肉種類	分布部位	構造	隨意肌／ 不隨意肌
骨骼肌	上下肢、腹肌、背肌等	橫紋肌	隨意肌
平滑肌	消化道、泌尿道、膀胱、內臟和血管壁等	平滑肌	不隨意肌
心肌	只有心臟	橫紋肌	不隨意肌

肌肉的收縮與鬆弛

肌肉齊心協力以促使關節活動。

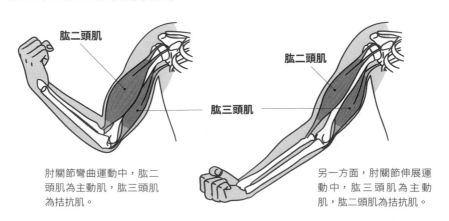

肱二頭肌

肱二頭肌

肱三頭肌

肘關節彎曲運動中，肱二頭肌為主動肌，肱三頭肌為拮抗肌。

另一方面，肘關節伸展運動中，肱三頭肌為主動肌，肱二頭肌為拮抗肌。

全身的骨骼與關節

● 人體全身共有200塊左右的骨骼。
● 骨架分成頭顱、脊椎、胸廓、骨盆、上肢、下肢6大區。
● 關節囊由纖維膜和滑液膜構成。

骨架是運動器官的核心

人體由 200 塊左右的骨骼構成。數塊骨骼和軟骨結合形成骨架，作為運動器官的核心並負責支撐身體和活動身體。骨架大致分為**頭顱**、**脊椎**、**胸廓**、**骨盆**、**上肢**、**下肢** 6 大區塊，肌肉和軟骨、肌腱和韌帶各自附著於骨架上。

骨骼依形狀分為**長骨**、**短骨**、**扁平骨**、**種子骨**。長管狀的長骨主要構成四肢，像是**肱骨**和**股骨**等。長骨主要用於支撐身體和活動身體。短骨構成手指和腳趾，由數塊腕骨和跗骨集結而成。扁平骨呈薄板狀，像是**顱骨**和**肩胛骨**。種子骨的外型宛如種子，通常位於肌肉或肌腱裡，常見於手、髕骨、豆狀骨。

關節的種類與構造

骨骼之間的連接分為由韌帶和膠原纖維直接固定連接，不具活動性的**不可動關節**，像是顱骨；以及骨骼間充滿**滑液膜**和**關節滑液**，能夠自由活動的**可動關節**。我們一般常說的關節指的是可動關節，可動關節分成很多類型，而且活動方式根據關節形狀而有所不同（請參照 P18）。

骨骼與骨骼之間有個名為**關節腔**的空間，由**關節囊**（由滑液膜和**纖維膜**構成）圍繞而成。關節腔內充滿飽含**玻尿酸**的關節滑液。

 資格考中常見專門用語

顱骨
頭部骨骼的總稱。分為腦顱和面顱。腦顱由6種8塊骨骼構成，面顱由9種15塊骨骼構成。

不可動關節
無法活動的關節。多分布於顱骨。

可動關節
關節能夠活動，而且活動範圍大。

滑液膜
位於關節囊內側的結締組織薄膜。分泌關節滑液，促使關節活動更加滑順。

關節滑液
由滑液膜所分泌，充滿於關節囊中的潤滑液。

關節囊
包圍關節腔的囊狀構造。由纖維膜和滑液膜構成。

關鍵字

玻尿酸
多存在於皮膚、關節、眼球等部位的物質。具有像是潤滑液的功用，促使關節活動更滑順。

骨骼根據形狀分類

依照形狀，骨骼分為以下數種。

	長骨	短骨	扁平骨	種子骨
骨骼樣式				
形狀	骨骼呈長管狀	骨骼呈不規則形狀	骨骼呈薄板扁平狀	常見於肌腱或韌帶中的小型球狀骨
骨骼所在部位	肱骨、股骨、橈骨、尺骨等	腕骨、跗骨等	顱骨、肩胛骨、肋骨等	手、膝髕骨、豆狀骨等

關節的構造

關節腔內分泌的關節滑液促使關節活動更加滑順。

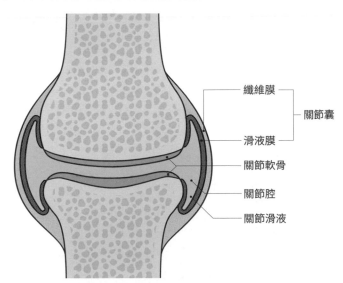

纖維膜
滑液膜
關節軟骨
關節腔
關節滑液
關節囊

關節的構造與活動

重點
● 連接骨骼與骨骼的部位稱作關節。
● 關節腔內的關節滑液促使關節活動順暢。
● 關節運作依運動軸和形狀而異。

關節滑液促使關節順暢轉動

骨骼與骨骼之間的連接處形成**關節**。關節大致分為能夠自由活動的**可動關節**和幾乎沒有活動性的**不可動關節**，一般我們常說的關節，多半是指可動關節（請參照 P16）。

可動關節的關節面呈一凸一凹的形狀，凸面部位的骨骼為**關節頭**，凹面部位的骨骼為**關節盂**，關節頭與關節盂之間的縫隙稱為**關節腔**，包覆在**關節囊**裡面。關節頭和關節盂表面同樣覆蓋**關節軟骨**。

關節腔內充滿富含**玻尿酸**的關節滑液。滑液是由滑液膜所分泌，具有潤滑液的功用，幫助關節順暢轉動。另外，附著於關節囊外側的是強韌的結締組織**韌帶**。韌帶為纖維性組織，主要功用為補強關節的穩定性。

依運動軸數量和形狀來分類關節

以**肩關節**和**膝關節**來說，雖然同樣都是關節，但兩者的活動範圍和活動方向不盡相同。關節的活動範圍和活動方向取決於構成該關節的骨骼形狀與組合方式。

可動關節依運動軸數量分為**單軸關節**、**雙軸關節**、**多軸關節**；依關節形狀分為**樞鈕關節**、**球窩關節**、**橢圓關節**等類型。

舉例來說，能夠往各個方向自由活動的肩關節屬於**多軸關節**，以形狀來分類的話，則屬於**球窩關節**。

 資格考中常見專門用語

關節軟骨
覆蓋於骨骼關節面上的組織。含有 70% 的水分，以及玻尿酸和膠原蛋白等成分。

關節盂
關節面凹陷部位，呈碗狀，可包覆肱骨頭。

關節腔
位於骨骼與骨骼之間的縫隙，包覆在關節囊中，充滿關節滑液。

韌帶
位於關節處，連接骨骼與骨骼的纖維組織。

關節軟骨的內部構造

關節腔內的物質使關節能夠順暢轉動。

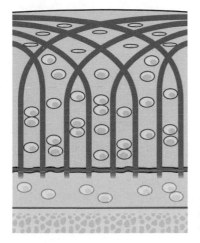

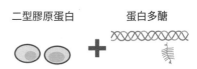

二型膠原蛋白　　　蛋白多醣

骨骼和軟骨皆由骨組織和細胞外基質構成。軟骨的細胞外基質由二型膠原蛋白和蛋白多醣組成，這些物質使軟骨充滿彈性。

關節根據運動軸數量和形狀分類

關節的功用是促使身體各部位活動。關節活動的目的和所在部位根據關節形狀和功用而有所不同。

單軸關節

包含樞鈕關節和車軸關節。例如肘關節、膝關節等。

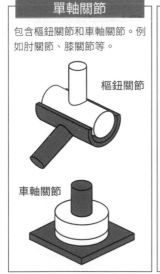

樞鈕關節

車軸關節

雙軸關節

包含橢圓關節和鞍狀關節。例如橈腕關節、顳顎關節、胸鎖關節等。

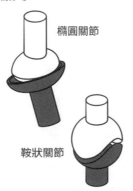

橢圓關節

鞍狀關節

多軸關節

球狀的關節在關節盂中轉動的球窩關節。例如肩關節、髖關節等。

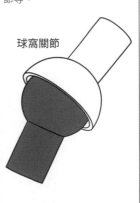

球窩關節

骨架的主軸是脊椎，由26塊脊椎骨構成。全身骨骼數量約200塊，骨骼與骨骼連接形成關節。

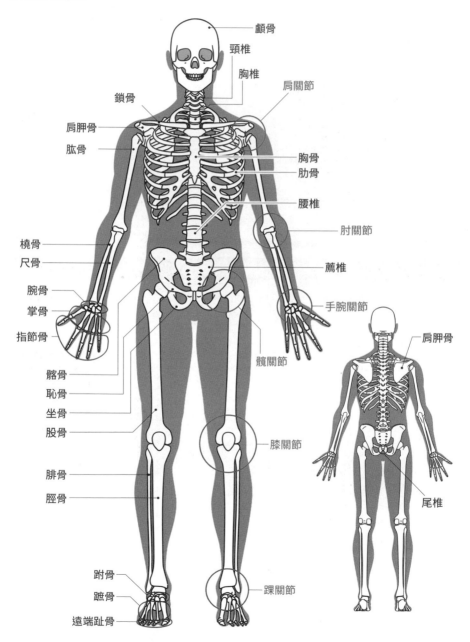

顱骨

頸椎

胸椎

肩關節

鎖骨

肩胛骨

肱骨

胸骨

肋骨

腰椎

肘關節

橈骨

尺骨

薦椎

腕骨

掌骨

指節骨

手腕關節

髖關節

髂骨

恥骨

坐骨

股骨

膝關節

腓骨

脛骨

肩胛骨

尾椎

跗骨

蹠骨

遠端趾骨

踝關節

在肌肉和關節的合作之下，身體才能自由活動。肌肉分成從外側觸摸得到的淺層肌肉(out muscle)，以及附著於骨骼上，無法從外側觸摸到的深層肌肉(inner muscle)。

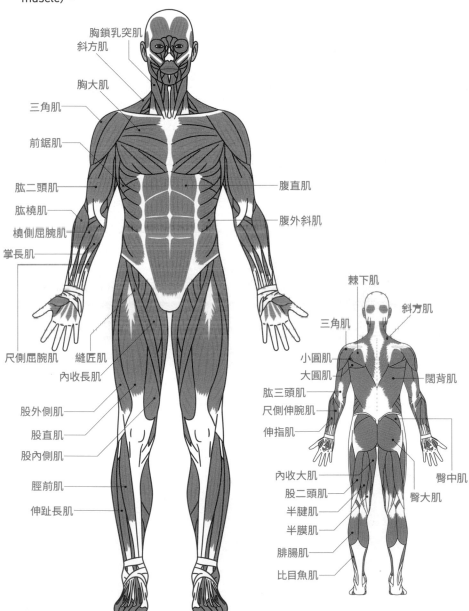

胸鎖乳突肌
斜方肌
胸大肌
三角肌
前鋸肌
肱二頭肌
肱橈肌
橈側屈腕肌
掌長肌
尺側屈腕肌
縫匠肌
內收長肌
股外側肌
股直肌
股內側肌
脛前肌
伸趾長肌

腹直肌
腹外斜肌

棘下肌
斜方肌
三角肌
小圓肌
大圓肌
閣背肌
肱三頭肌
尺側伸腕肌
伸指肌
內收大肌
股二頭肌
半腱肌
半膜肌
腓腸肌
比目魚肌
臀中肌
臀大肌

序章

解剖學的基礎知識

關節的構造與活動

21

何謂解剖學

重點
- 解剖學分為大體解剖學和顯微解剖學。
- 史上第一本醫學書《人體的構造》是解剖學的基礎。
- 依據解剖目分為系統解剖、病理解剖、法醫學解剖。

了解人類生命活動機制的學問

解剖學是一門醫學系學生、護理系學生等志在成為醫療相關人員的學生必須學習的學問。透過了解人體結構與功能、構成人體的**組織**與**器官**等基本機制，正確判斷身體的異常狀況。

解剖學分為**大體解剖學**和**顯微解剖學（組織學）**。從字面上可以得知大體解剖學主要探究肉眼可見的器官位置和構造。顯微解剖學則必須透過顯微鏡來觀察肉眼看不到的人體構造。

歷史上第一本醫學書籍，安德烈亞斯‧維薩里（Andreas Vesalius）所撰寫的《人體的構造》，是一本以觀察為基礎來建構解剖學基本知識的著作。

解剖學的種類與目的

根據目的可將解剖學分為**系統解剖**、**病理解剖**、**法醫學解剖**。其中最常見的是教學醫院裡進行的系統解剖。系統解剖以器械解剖因疾病或意外死亡的遺體，目的是探究人體構造。另一方面，病理解剖的目的則是釐清死亡病因，同樣也是在教學醫院裡解剖遺體。

而法醫學解剖可進一步分為**司法解剖**和**行政解剖**。司法解剖的目的是釐清犯罪等案件的發生原因，主要在醫學院法醫學部門進行；而行政解剖的目的則是為了釐清公共衛生問題，亦即病死（自然死亡）的原因，主要在醫學院法醫學部門或法醫研究辦公室裡進行。

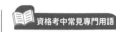

資格考中常見專門用語

大體解剖學
以肉眼觀察器官位置和構造的解剖學。

顯微解剖學
透過光學顯微鏡來探究人體功能的解剖學。

系統解剖
為了探究人體構造所進行的解剖。目前為醫學教育中的一門必修課程。

病理解剖
經死者家屬同意，為了釐清病因而進行的解剖。

司法解剖
懷疑或確認涉及犯罪的情況下，為了探究死亡原因而進行的解剖。

行政解剖
為了釐清死亡原因，針對無涉及犯罪的遺體進行的解剖。

解剖學的種類與解剖目的

根據目的的不同，進行解剖的場所和管轄機關也有所不同。

	系統解剖	病理解剖	法醫學解剖		
			司法解剖	行政解剖	
				法醫解剖	同意解剖
目的	探究人體構造	釐清病因	探究事件真相	釐清公共衛生問題，亦即病死（自然死亡）的原因	
進行地點	教學醫院	教學醫院等	醫學院法醫學部門	法醫研究辦公室	法醫學部門／病理學部門

COLUMN

世界上第一本解剖學書籍《人體的構造》
(De Humani Corporis Fabrica)

　　世界上第一本人體解剖學書《人體的構造（論人體構造七卷）》出版於1543年，大約是16世紀中期的文藝復興時期。這是一本多達700頁的巨作，由一位名叫安德烈亞斯·維薩里（1514年～1564年）的醫生所撰寫。據說維薩里還在1546年製作了史上最古老的骨骼系統標本，奠定近代醫學基礎。

解剖學的歷史

解剖學在現代醫學的發展上功不可沒，這麼說一點都不為過。解剖學深入闡明人體結構，促使醫學取得莫大進展，尤其是在診斷學和外科治療方面。

起源於古希臘和羅馬的西方醫學開始透過解剖來探究人體構造。據說史上第一個進行人體解剖的人是西元前 300 多年的希羅菲盧斯醫生（Herophilus，西元前 335～西元前 280 年），他基於人體解剖建構解剖學理論，被稱為「解剖學之父」。另外，希羅菲盧斯還發現腦是神經系統的中樞，是智力所在，他甚至還將神經區分成感覺神經和運動神經。在此之前的古希臘，普遍認為精神存在於心臟，因此製作木乃伊時，會特地將心臟另外單獨保存，有別於其他內臟。

正值文藝復興時期的 16 世紀中期，安德烈亞斯・維薩里（Andreas Vesalius）撰寫了一本關於人體解剖的書籍《人體的構造（論人體構造七卷）》（De Humani Corporis Fabrica）（請參照P23）。1543 年，世上第一本解剖書《人體的構造》問世。

此外，維薩里也於 1546 年製作了全世界最古老的骨骼系統標本，奠定近代醫學基礎。據說維薩里所描繪的骨架和肌肉圖，比起現在的解剖學書籍絲毫不遜色。

在沒有先進攝影技術的時代，繪畫是記錄解剖學的方法之一。眾所皆知的藝術家兼解剖學家李奧納多・達文西（Leonardo da Vinci）就是以精湛筆觸描繪人體解剖圖而聞名。達文西實際進行過解剖，一生中也繪製了 779 幅解剖圖，然而這些解剖圖並未公諸於世。

第 1 章

骨骼、關節、肌肉、神經的構造

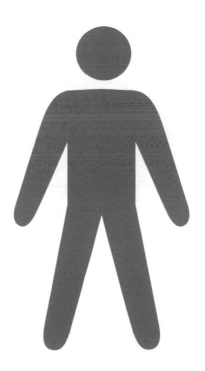

頭部

● 顱骨由23塊骨骼構成。
● 腦是維持生命的總司令。
● 神經系統分為中樞神經和周邊神經。

保護腦的顱骨和3層腦膜

　　腦是維持生命不可欠缺的重要器官，而負責保護腦的**顱骨**由23塊骨骼錯綜交織而成。顱骨下方有**硬腦膜**、**軟腦膜**和**蜘蛛膜**3層腦膜，蜘蛛膜內側充滿**腦脊髓液**，主要功用是吸收來自外界的衝擊。

　　腦分為**大腦**、**小腦**和**腦幹**，如同總司令對身體各部位下達指令。除了調控身體呼吸、循環、荷爾蒙等生理活動，也負責思考、記憶等構成人體核心的重要功能。

　　覆蓋腦的部分稱為**腦顱**，口腔、耳朵周圍的骨骼則稱為**面顱**。

中樞神經和周邊神經負責傳遞訊息

　　神經系統負責接收外界刺激，並將訊息傳送至體內各個部位，大致區分為**中樞神經**和**周邊神經**兩種。中樞神經由腦和脊髓構成，接收來自全身周邊神經的訊息，做出相應的判斷後再下達指令至全身。另一方面，遍布全身的周邊神經則連接中樞神經和各末梢器官，負責在兩者之間傳遞訊息。負責將大腦的運動指令傳送至**骨骼肌**的是**運動神經**；在無意識狀態下控制呼吸、循環和消化的是**自律神經**。自律神經進一步分成提升血壓和心跳數，促使身體活躍的**交感神經**，以及降低血壓和心跳數，促使身體放鬆的**副交感神經**。

關鍵字

腦脊髓液
充滿蜘蛛膜下腔的透明液體，負責吸附來自外界的衝擊。富含葡萄糖和蛋白質，供應腦和脊髓營養。

大腦
大腦占整個腦部的80％，主控運動和感覺。另外也掌控思考、判斷和情感。

小腦
小腦負責下達指令給肌肉並控制運動。調整運動時機、強度、平衡感等。

腦幹
腦幹分為中腦、橋腦、延腦、間腦。間腦進一步分為視丘、下視丘和腦下垂體。腦幹對於呼吸、循環等生命徵象的維持來說是不可或缺的。

顱骨的構造

顱骨由23塊骨骼構成，另外由3層腦膜包覆，內部充滿具緩衝效果的腦脊髓液，負責保護人體的總司令——腦。

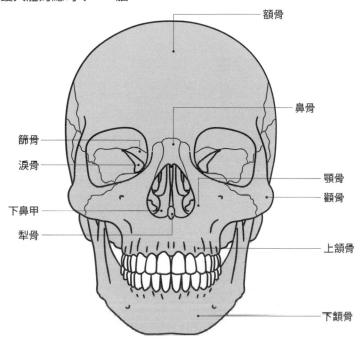

額骨

鼻骨

篩骨

淚骨

顎骨

顴骨

下鼻甲

犁骨

上頜骨

下頜骨

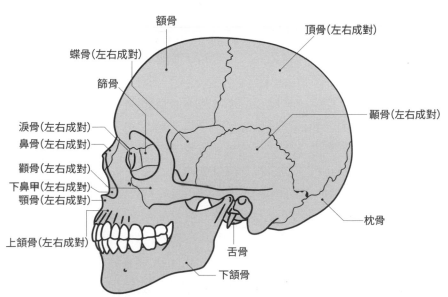

額骨

頂骨（左右成對）

蝶骨（左右成對）

篩骨

顳骨（左右成對）

淚骨（左右成對）

鼻骨（左右成對）

顴骨（左右成對）

下鼻甲（左右成對）

顎骨（左右成對）

枕骨

上頜骨（左右成對）

舌骨

下頜骨

顳顎關節（骨骼與關節）

重點
- 由下頜骨髁頭、下頜窩、關節盤構成。
- 活動自由度高，可上下左右活動。
- 依可動關節分類，屬於多軸關節。

關節盤順暢顳顎關節的活動

顳顎關節由**下頜窩**（位於**顳骨**的凹陷處）、**下頜骨髁頭**（位於**下頜骨**的突起部位）和**關節盤**（纖維軟骨）構成。周圍有**關節囊**包覆。關節盤具軟墊功用，幫助減輕骨骼之間的摩擦，以利顳顎關節順暢活動。

依關節運動軸來分類，顳顎關節屬於能夠多向轉動的**多軸關節**，而依型態來分類，則屬於**橢圓關節**（請參照 P18）。是人體關節中自由度最高且能做出複雜動作的關節。

顳顎關節是頭部唯一能夠活動的關節

說話、吃東西、做表情等都需要使用顳顎關節，而這也是頭部唯一能夠活動的關節。顳顎關節的特徵之一是每當嘴巴張合時，下頜骨髁頭會自下頜窩中脫出，因此有可能產生關節盤移位的**顳顎關節症候群**。

顳顎關節透過下顎向下移動而使嘴巴張開，這個動作稱為**下顎下壓**。顳顎關節動作會因張嘴方式而有所不同。稍微張嘴時下顎位置幾乎不會改變，但大大張開嘴巴時，位於下頜窩和下頜骨髁頭之間的關節盤會向前方移動。向上抬起下顎，嘴巴自然閉合，這個動作稱為**下顎上提**。嘴巴向左右移動的動作稱為**磨細運動**，下顎向前移位的動作則稱為**前方移動**。

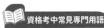

資格考中常見專門用語

下頜窩
顳骨上的凹陷部位。

下頜骨髁頭
下頜骨的突起部位。

關節盤
位於下頜骨髁頭和下頜窩之間的纖維軟骨，作為顳顎關節的緩衝之用。

下顎下壓
顳顎關節的運動，下拉下顎以張開嘴巴。

下顎上提
顳顎關節的運動，抬起下顎以閉合嘴巴。

磨細運動
顳顎關節向左右移動的動作。

前方移動
下顎向前方移動的動作。

關鍵字

顳顎關節症候群
伴隨顳顎關節疼痛、張口困難、顳顎關節有雜音等症狀的疾病。

多軸關節
能夠朝多個方向活動的關節。

橢圓關節
關節頭和關節盂皆呈橢圓形的關節。

顳顎關節的構造

顳顎關節由下頜窩、下頜骨髁頭、關節盤等構成。關節盤為纖維軟骨，具順暢顳顎關節活動的功用。

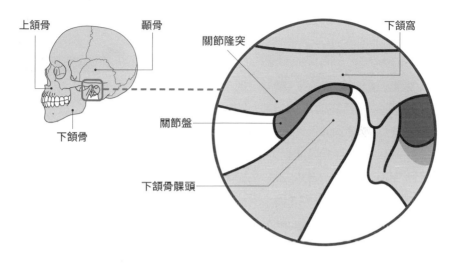

上頜骨　　顴骨　　關節隆突　　下頜窩

關節盤

下頜骨

下頜骨髁頭

張開嘴時的顳顎關節活動

大大張開嘴和稍微張開嘴時的顳顎關節活動不一樣。

稍微張開嘴時

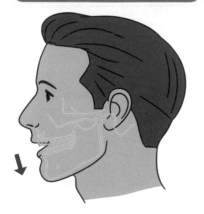

大大張開嘴時

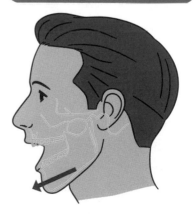

下顎向下移動時，嘴巴會張開（下顎下壓）。下顎的位置和閉上嘴時幾乎一樣。

位於下頜窩和下頜骨髁頭之間的關節盤向前方移動，下顎位置也跟著向前方移動（向前移動）。

顳顎關節（肌肉）

重點
● 下頜骨周圍的肌肉保持平衡並進行下顎運動。
● 顳肌、咬肌、外翼肌、內翼肌合稱為咀嚼肌。
● 咀嚼運動即是咀嚼時的下顎運動。

多塊肌肉協調作用促使顳顎關節活動

顳顎關節的組成結構除了骨骼，還包含纖維軟骨的**關節盤**、連接骨骼的肌肉等軟組織。說話的時候、吃東西的時候，透過**下頜骨**的運動以張開閉合嘴巴，這時候顳顎關節的運動還需要多塊連接至下頜骨的肌肉偕同作用才得以完成。在這些肌肉的平衡作用下，順利進行下顎運動。

作用於上顎**上提**的**咬肌**和**顳肌**放鬆，促使下頜骨下降，嘴巴自然就會張開。但這時只是稍微張嘴，假設要刻意張大嘴，則另外需要**外翼肌**、**二腹肌**、**下頜舌骨肌**和**頦舌骨肌**等肌肉的輔助運作。

咀嚼時活動顳顎關節的咀嚼肌

咀嚼食物時，負責移動顳顎關節的肌肉稱為**咀嚼肌**，包含顳肌、咬肌、外翼肌、**內翼肌**。而作用於張大嘴巴的張口肌則包含外翼肌（下頭）、二腹肌、頦舌骨肌、下頜舌骨肌4條。

咀嚼運動即咀嚼時的下顎運動，包含吞嚥之前的切割、搗碎、磨細3個基本動作。研磨食物的**磨細運動**需要仰賴外翼肌和內翼肌的共同作用，再加上下顎向前方突出的動作，才能將食物磨碎。以顳顎關節為中心，各肌肉的協調運作讓我們的嘴巴能夠做出許多複雜的動作。

資格考中常見專門用語

下頜骨
構成顳顎關節的骨骼之一，而顳顎關節是顱骨中唯一的可動關節。

咬肌
咀嚼肌之一，屬於骨骼肌。

咀嚼肌
參與咀嚼的相關肌肉總稱。所有閉口肌都屬於咀嚼肌。

外翼肌
咀嚼肌之一。僅單側收縮的話，下頜骨會往對側移動，但兩側都收縮的話，下頜骨會向前方移動。

二腹肌
連接舌骨的肌肉。

下頜舌骨肌
片狀肌肉，連接舌骨且構成口腔底部。

關鍵字

咀嚼（咀嚼運動）
將進入口中的食物切割、搗碎、磨細的運動。

備忘錄

上提
醫學領域中將向上提起、向上抬起稱為上提。

咀嚼肌的構造

咀嚼食物需要顳肌、咬肌、外翼肌、內翼肌 4 塊肌肉協同運作。這些肌肉稱為咀嚼肌。

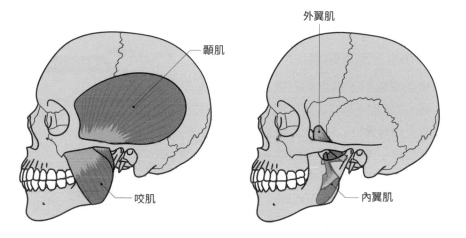

顳顎關節的張口

張大嘴巴時，需要外翼肌、二腹肌、下頜舌骨肌、頦舌骨肌協同運作。

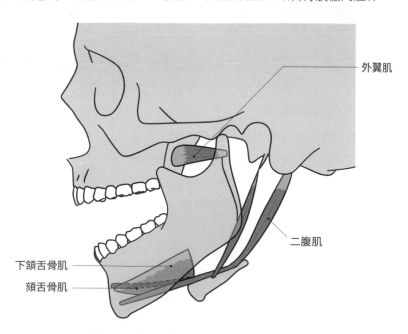

頸椎（骨骼與關節）

● 頸椎由7塊脊椎骨構成。
● 第一節頸椎稱為寰椎，第二節頸椎稱為樞椎。
● 椎體與椎弓圍繞形成椎管，內有脊髓通過。

第1節頸椎上面有頭顱

頸椎是脊椎的一部分，由第1節頸椎到第7節頸椎，共7塊脊椎骨構成。最上面是第1節頸椎，頸椎上方有大約體重的1/8重量的頭顱。第7節頸椎下方連接至胸椎，再下方則是腰椎。第1節頸椎和第2節頸椎由於形狀特殊，所以另外稱為寰椎和樞椎。樞椎（第2節頸椎）的前方有名為齒突的突起，寰椎以此為軸心進行旋轉運動。

脊椎由名為脊椎骨的骨骼像積木般堆疊在一起，並且透過椎間盤和韌帶連接在一起。第3節頸椎以下的頸椎由前側（腹部側）的圓柱狀椎體和後側（背部側）的椎弓透過椎弓根連接在一起。椎體與椎弓圍繞形成的空間稱為椎孔，當脊椎骨堆疊在一起，椎孔形成的管狀通道即為椎管，內有脊髓等神經通過。

韌帶將椎體緊密串連起來

椎體與椎體之間有名為椎間盤的軟骨，除了負責連接椎體，也具有緩衝功用。椎間盤外側的纖維環圍繞位於中心部位的凝膠狀髓核，纖維環一旦破裂，會導致髓核向外突出而引起椎間盤突出（請參照P136）。

連接椎體的韌帶有好幾種。包含位於椎體前方的前縱韌帶、位於椎體後方的後縱韌帶，以及位於椎管後方的黃韌帶。

資格考中常見專門用語

頸椎
構成脊椎（脊椎）的脊椎骨中，位於頸部的7塊骨骼。

脊椎
即脊椎，包含7塊頸椎、12塊胸椎、5塊腰椎，共24塊脊椎骨，並且連接至薦椎和尾椎。

椎間盤
位於脊椎骨與脊椎骨之間的組織，具有吸收衝擊力的緩衝作用。

韌帶
由纖維束組成，連接形成關節的骨骼和骨骼。

脊髓
脊髓是連接至大腦的中樞神經，通過脊椎中的椎管並受椎管保護。

纖維環
包圍在髓核外的纖維軟骨。

關鍵字

寰椎與樞椎
第1節頸椎和第2節頸椎因形狀特殊，另外稱為寰椎和樞椎。

旋轉
以身體為中心軸進行旋轉運動。

頸椎的構造

頸椎由 7 塊脊椎骨構成，第 1 節頸椎為寰椎，第 2 節頸椎為樞椎。第 7 節頸椎銜接至胸椎。

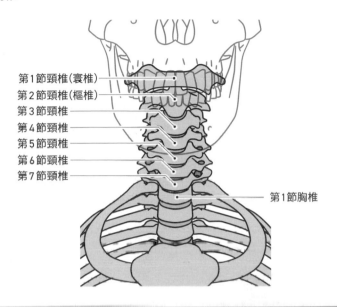

第1節頸椎（寰椎）
第2節頸椎（樞椎）
第3節頸椎
第4節頸椎
第5節頸椎
第6節頸椎
第7節頸椎

第1節胸椎

頸椎的韌帶

連接椎體的韌帶有好幾種，包含位於椎體前方的前縱韌帶、位於椎體後方的後縱韌帶、位於椎管後方的黃韌帶。這些韌帶強化椎體彼此之間的連結。

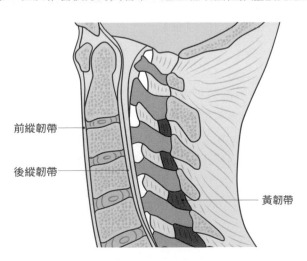

前縱韌帶

後縱韌帶

黃韌帶

33

頸椎（肌肉）

重點
● 頸椎運動包含前屈和後屈、向左右的側屈、向左右的旋轉。
● 多條肌肉分布於頭顱、頸椎、肩膀，連帶作用於頸椎運動。
● 脊髓（頸髓）通過頸椎。

活動並支撐身體的肌肉運作

頸椎為**脊椎**的一部分，由7塊**脊椎骨**構成，身負重則大任，除了支撐頭顱，也保護通過**椎管**的**脊髓（頸髓）**。

頸部和肩膀有許多肌肉錯綜複雜地交疊在一起，一旦肌肉緊繃或發炎，就容易引起肩頸僵硬、麻木等症狀。肌肉不僅具有運動功能，能使頸部向前向後傾倒、向左向右彎曲並旋轉，還具有支撐功能，支撐頭顱、肩胛骨和手臂等。

頸部有多種肌肉交疊在一起

從鎖骨延伸至耳後的**胸鎖乳突肌**負責作用於頸部向左右旋轉、向左右**側屈**（橫向傾倒動作）。

連接枕部和頸部的小肌肉通稱為**枕下肌群**。枕下肌群位於深層，是活動頸部時不可欠缺的重要肌肉。枕下肌群包含**頭上斜肌、頭後小直肌、頭後大直肌、頭下斜肌**，作用於使頸部**後屈、旋轉**等朝各個方向的活動。

從枕部延伸至頸椎兩側的細長狀肌肉包含**頭夾肌、頭半棘肌、頸半棘肌、頸夾肌**。在枕部下方的肌肉中，頭夾肌位於最外側，其下方有頭半棘肌。這些肌肉作用於頭部後屈和旋轉運動。

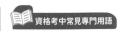

資格考中常見專門用語

胸鎖乳突肌
位於頸部的肌肉，作用於頸椎屈曲、伸展和側屈、旋轉等運動。

關鍵字

側屈
頸部向側邊傾倒。

後屈
頸部向後彎屈，也可以稱為伸展。

頸部有許多肌肉交疊在一起。枕下肌群是一些位於斜方肌等表層肌肉深處的小肌肉，作用於頸部朝各個方向的活動。

第1章

骨骼、關節、肌肉、神經的構造

頸椎（肌肉）

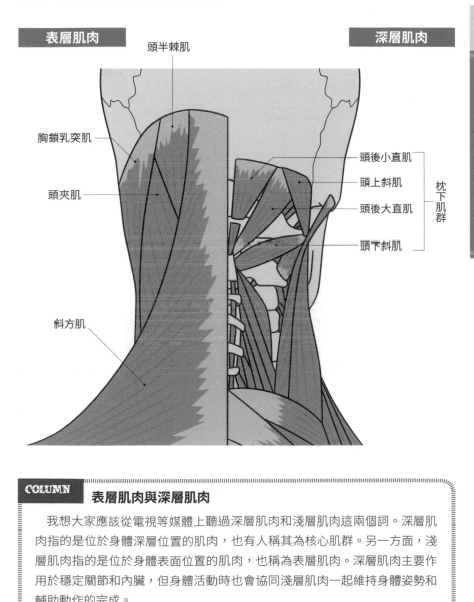

表層肌肉

深層肌肉

頭半棘肌

胸鎖乳突肌

頭夾肌

斜方肌

頭後小直肌
頭上斜肌
頭後大直肌
頭下斜肌

枕下肌群

COLUMN　**表層肌肉與深層肌肉**

　　我想大家應該從電視等媒體上聽過深層肌肉和淺層肌肉這兩個詞。深層肌肉指的是位於身體深層位置的肌肉，也有人稱其為核心肌群。另一方面，淺層肌肉指的是位於身體表面位置的肌肉，也稱為表層肌肉。深層肌肉主要作用於穩定關節和內臟，但身體活動時也會協同淺層肌肉一起維持身體姿勢和輔助動作的完成。

肩帶（骨骼與關節）

重點

- 肩關節由肩胛骨、鎖骨、肱骨共同構成。
- 肩胛骨透過附著於骨骼上的肌肉連接至軀幹。
- 韌帶強化上臂關節的穩定性。

鎖骨和肩胛骨構成肩帶

　　肩帶是支撐手臂（稱為**上肢**的部位）和手的骨架，由**鎖骨**和**肩胛骨**構成。鎖骨呈水平走向位於身體前側上半部，左右側各一塊，從上方俯視時呈 S 形彎曲。這塊骨骼容易發生骨折。肩胛骨是一塊位於背部上半部的扁平骨，同樣也是左右側各一塊。這兩種骨骼是活動上臂時的重要功臣。

上臂關節的連結在結構上較為鬆散

　　肩關節由肩胛骨、鎖骨、**肱骨**構成，作為肱骨地基的肩胛骨透過附著於骨骼上的肌肉連接至軀幹（胸廓）。肩胛骨的**關節盂**呈內凹碗狀，能夠嵌合住肱骨（上肢中最長且最粗的骨骼）前端的**肱骨頭**。另外，肩胛骨向外突起的部位稱為**肩峰**，而肩峰就位在肱骨頭上方。

　　肩關節周圍的關節包含肩胛骨和鎖骨形成的**肩鎖關節**、胸骨和鎖骨形成的**胸鎖關節**，以及負責穩定肩關節的**肩胛胸廓關節**等。位於肩胛骨和軀幹之間的肩胛胸廓關節的構造不同於一般關節，是透過肩胛骨周圍的肌肉固定於**胸廓**上。另一方面，肩胛骨的動作也會受到附著於肩胛骨的肌肉控制。

　　上臂關節的結構相對較為鬆散，需要韌帶加以輔助固定，但**喙肱韌帶**的功用並非補強關節的穩定性，而是限制上肢過度上提。

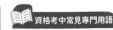

資格考中常見專門用語

肩帶
由鎖骨和肩胛骨構成，是負責支撐上肢的附肢骨骼。

鎖骨
水平走行於身體前側上半部，左右側各一塊。從上方俯視時呈 S 形彎曲。

肩胛骨
位於背部上半段的扁平骨，左右側各一塊。

肱骨
屬於長骨，從肩膀延伸至肘部的骨骼。

肱骨頭
位於肱骨近端，與肩胛骨共同形成關節。

肩帶的骨骼和關節

肩帶由鎖骨和肩胛骨構成。複合肩關節中的肩胛胸廓關節並不是呈關節構造，而且是透過肩胛骨周圍的肌肉連接至胸廓。

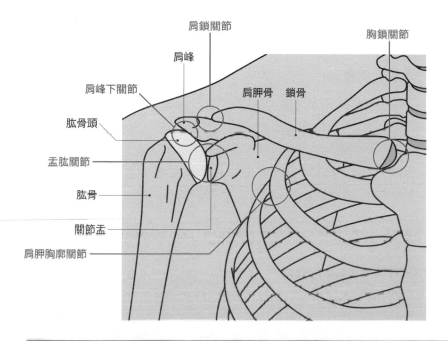

圍繞肩帶的韌帶

肩帶上有數條韌帶，主要作用為強化關節。位於肩胛骨的喙肱韌帶則作用於限制上肢過度上提。

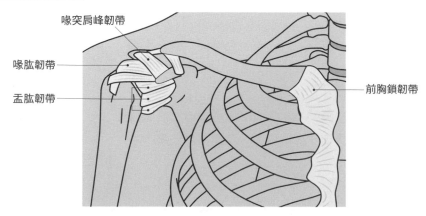

肩帶（肌肉）

重點
● 非關節構造，仰賴肌肉促使關節活動。
● 斜方肌是一塊從頸部延伸至背部的大肌肉。
● 肩帶緊繃是肩頸僵硬的主要原因。

肩關節的活動仰賴骨骼和附著於骨骼上的肌肉

人類肩關節的活動範圍很大，手臂能夠自由活動。肩關節之所以能夠自由活動，全仰賴附著於肩胛骨的肌肉。主要肌肉包含**斜方肌、提肩胛肌、前鋸肌、菱形肌**。

肩胛骨與軀幹之間有個名為**肩胛胸廓關節**的關節，這個關節的構造和一般關節不同，所以需要仰賴肌肉的帶動。

肩膀僵硬的原因可能出自斜方肌

斜方肌是一塊從頸部延伸至背部的大肌肉，也是導致肩膀僵硬的原因之一。上斜方肌主要作用於抬起肩胛骨、中斜方肌，讓兩側肩胛骨互相靠近；下斜方肌則作用於壓低肩胛骨。斜方肌的形狀類似修道僧侶戴的帽子，因此也稱為僧帽肌。

提肩胛肌位於斜方肌下方，從頸部覆蓋至肩膀，作用於伸手至高處，或者向後擺動。

前鋸肌附著於肩胛骨和胸廓，形狀像把鋸子，因此取名為前鋸肌。參與**外展**、上旋、下旋動作，以及用手推門的動作。

菱形肌，如名稱所示，肌肉形狀呈菱形。具有將肩胛骨向脊椎側靠攏的功用，而擴胸動作更是少不了這塊肌肉。

資格考中常見專門用語

斜方肌
從頸部延伸至背部的大肌肉。屬於淺層肌肉，是造成肩膀僵硬的原因之一。

提肩胛肌
位於斜方肌下方，從頸部覆蓋至肩膀。

前鋸肌
附著於肩胛骨和胸廓，作用於活動肩胛骨。

菱形肌
呈菱形的肌肉，分為大菱形肌和小菱形肌。作用於將肩胛骨往脊椎側靠攏。

關鍵字

肩胛胸廓關節
位於胸廓與肩胛骨之間的關節。

肩帶的主要肌肉與功用

肩關節運動仰賴附著於肩胛骨的肌肉。主要肌肉和功用如下所示。

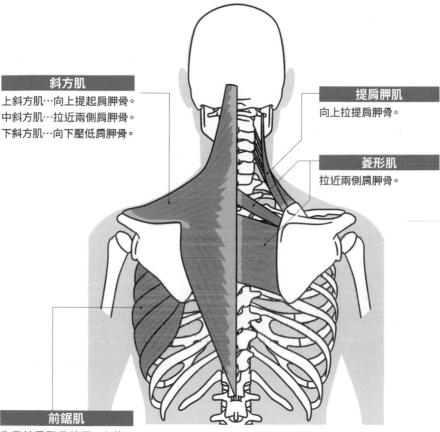

斜方肌
上斜方肌…向上提起肩胛骨。
中斜方肌…拉近兩側肩胛骨。
下斜方肌…向下壓低肩胛骨。

提肩胛肌
向上拉提肩胛骨。

菱形肌
拉近兩側肩胛骨。

前鋸肌
作用於肩胛骨外展、上旋、
下旋。

COLUMN ．預防肩膀僵硬很重要

　　肩膀僵硬的原因包含肌肉疲勞、血液循環不良、周邊神經病變等。這些原因可能單獨出現，也可能一起出現。而嚴加預防是非常重要的觀念，例如不要長時間維持相同姿勢、適度進行體操或運動、泡澡溫熱身體並放鬆等。如果已經出現肩膀僵硬現象，可以嘗試緩解緊繃和促進血液循環的按摩療法或運動治療。

骨骼、關節、肌肉、神經的構造

肩關節（骨骼與關節）

重點
- 肩關節由肩胛骨和肱骨構成。
- 正式名稱為盂肱關節。
- 由解剖學關節和功能性關節組成。

肱骨頭和關節盂構成球窩關節

　　肩關節由肩胛骨和肱骨構成，正式名稱為**盂肱關節**。肱骨前端的肱骨頭與肩胛骨的**關節盂**形成**球窩關節**，是人體活動範圍最大的**多軸關節**（請參照 P18）。構成肩關節的肱骨頭和關節盂的接觸面積小，構造上極不穩定，因此需要名為**關節唇**的軟組織和周圍的肌肉、韌帶等加以輔助支撐。

　　包圍肱骨頭和關節盂的袋狀組織稱為**關節囊**。關節囊透過纖維狀的韌帶將肱骨和關節盂連接在一起，具有穩定關節的功能。除此之外，支撐關節的韌帶還包含連接關節盂和肱骨的**盂肱韌帶**、位於肩峰下並保護旋轉肌袖的**肩峰下滑囊**。

解剖學關節和功能性關節

　　肩關節分為**解剖學關節**和**功能性關節**。解剖學關節是指包覆在軟骨和關節囊等軟組織下的關節，像是肩胛骨和肱骨形成的盂肱關節、肩胛骨和鎖骨形成的**肩鎖關節**、胸骨和鎖骨形成的**胸鎖關節**。

　　另一方面，功能性關節則是指具有關節功能，但沒有關節構造的關節，像是位於肱骨和肩峰之間**肩峰下關節**（第2肩關節），以及位於肩胛骨和肋骨之間的**肩胛胸廓關節**。

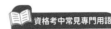

資格考中常見專門用語

盂肱關節
亦即肩關節。

關節唇
附著於關節盂邊緣的軟骨。

肩峰下滑囊
位於肩峰下的袋狀構造，內部充滿滑液，主要負責保護旋轉肌袖。

關鍵字

球窩關節
骨頭呈球狀，能夠深深嵌入關節盂中的多軸關節。活動範圍大且能自由活動。例如肩關節和髖關節等。

肩關節的解剖構造

肩關節是肩胛骨和肱骨形成的關節，正式名稱為盂肱關節。肩關節為人體關節中活動範圍最大的多軸關節。

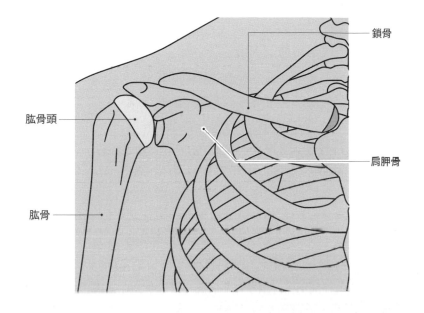

鎖骨

肱骨頭

肩胛骨

肱骨

肩關節的分類

肩關節分為兩類，一種是軟骨和關節囊等組織包覆的解剖學關節，一種是具有關節功能卻沒有關節構造的功能性關節。

分類	關節名稱	位置
解剖學關節	**盂肱關節**	由肩胛骨和肱骨形成的關節
	肩鎖關節	由肩胛骨和鎖骨形成的關節
	胸鎖關節	由胸骨和鎖骨形成的關節
功能性關節	**肩胛胸廓關節**	位於肩胛骨和肋骨之間的關節
	肩峰下關節（第2肩關節）	位於肩胛骨的肩峰和肱骨之間的關節

第1章

骨骼、關節、肌肉、神經的構造

肩關節（骨骼與關節）

肩關節（肌肉）

重點
- 肩膀活動仰賴三角肌、胸大肌、闊背肌等肌肉。
- 三角肌是覆蓋肩膀的最外層肌肉，胸大肌是覆蓋胸部的最外層肌肉。
- 棘上肌、棘下肌、小圓肌、肩胛下肌合稱為旋轉肌袖。

肩膀的圓潤形狀來自於三角肌

　　肩胛骨和**肱骨**形成**肩關節**。肱骨前端的肱骨頭嵌入呈碗狀的肩胛骨**關節盂**中並形成關節。肩膀周圍有許多參與肩關節活動的肌肉，像是**三角肌**、**胸大肌**、**闊背肌**等。

　　三角肌位於肩膀最外層，從鎖骨經肩胛骨至肱骨，覆蓋整個肩部關節，並且打造出肩膀的圓潤形狀。三角肌主要作用於提起手臂。前側三角肌作用於手臂向前提起；後側三角肌肉作用於手臂向後擺動；側邊三角肌則作用於手臂向側邊抬起。

　　參與手臂向前方移動的肌肉是胸大肌。胸大肌呈扇形，附著於鎖骨和胸骨等胸部淺層，也就是我們一般所說的胸肌。伏地挺身需要使用這塊肌肉。

闊背肌是身體分布最廣的肌肉

　　人體分布範圍最大的肌肉是闊背肌，參與肩胛骨和肩膀活動，並且橫跨數個關節。闊背肌作用於將手臂向背部拉動，以及將手臂向內側扭轉。引體向上、從事棒球或游泳等運動時都需要使用闊背肌。

　　除此之外，肩膀深層還有一些輔助肩關節穩定的肌肉，像是**棘上肌**、**棘下肌**、**小圓肌**、**肩胛下肌**，這四塊肌肉合稱為**旋轉肌袖**，主要作用於上臂**旋轉**運動。

🔒 關鍵字

旋轉肌袖
指的是附著於肱骨的棘上肌、棘下肌、小圓肌、肩胛下肌這四塊肌肉。功用是穩定肩關節。形狀好比袖口般包覆肱骨頭，因此取名為旋轉肌袖。

圍繞肩關節的肌肉

肩關節周圍有各種肌肉附著。參與手臂活動的肌肉包含位於肩膀最外層的三角肌，以及位於胸部最外層的胸大肌。另外，人體肌肉中分布範圍最寬廣的闊背肌也與肩關節活動息息相關。

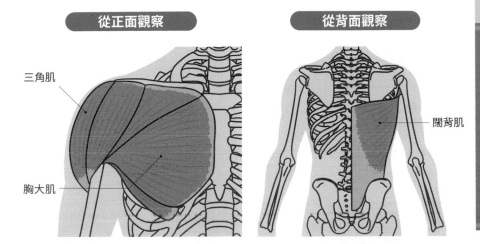

從正面觀察

三角肌

胸大肌

從背面觀察

闊背肌

旋轉肌袖

附著於肱骨的棘上肌、棘下肌、小圓肌、肩胛下肌的四塊肌肉合稱為旋轉肌袖，屬於肩膀深層的深層肌肉，好比袖口般包覆肱骨，所以取名為旋轉肌袖。主要功用是輔助穩定肩關節。

從正面觀察

棘上肌　肩胛下肌

棘下肌

小圓肌

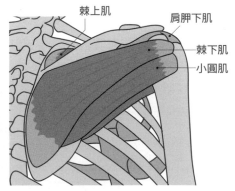

從背面觀察

棘上肌

肩胛下肌

棘下肌

小圓肌

43

肘關節（骨骼與關節）

- 由肱骨和橈骨、尺骨構成。
- 具屈曲、伸展、旋轉功能。
- 內、外側副韌帶穩定肘關節運動。

兩根前臂骨和肱骨形成肘關節

　　肘關節由手肘至手腕的**前臂骨**和位於上臂的**肱骨**所構成。肱骨是單獨一根，而前臂骨則由橈骨和尺骨這兩根骨骼組成。亦即肱骨和**橈骨**、**尺骨**共同構成肘關節。

　　肘關節具有**屈曲**、**伸展**和旋轉功能，在用餐、搬運貨物等日常生活中占有一席重要地位。

肘關節有3個關節面

　　肘關節有**肱尺關節**、**肱橈關節**、**近端橈尺關節**3個關節面，包覆在關節囊裡面。

　　肱骨和尺骨形成的肱尺關節主要參與肘關節的屈曲和**伸展**運動，根據關節形狀分類，屬於**樞鈕關節**（請參照P18）。肱骨和橈骨形成的肱橈關節主要參與肘關節的屈曲和伸展運動，以及前臂旋轉運動，根據關節形狀分類，屬於**球窩關節**（請參照P18）。而近端橈尺關節由橈骨和尺骨構成，主要參與前臂的旋轉運動，屬於**車軸關節**（請參照P19）。

　　輔助穩定肘關節運動的是**內側副韌帶**和**外側副韌帶**。內側副韌帶由**前斜纖維束**、**後斜纖維束**、**橫走纖維束**組成，其中與肘關節內側穩定性關係最密切的是強韌的前斜纖維束。

 資格考中常見專門用語

肘關節
肱骨和橈骨、尺骨共同形成的關節。

橈骨
前臂骨之一，位於拇指側的長骨。

尺骨
前臂骨之一，位於小指側的長骨。

關鍵字

屈曲與伸展
屈曲指的是彎曲身體，伸展指的是伸直身體。

樞鈕關節
如同門鉸鏈，僅單側進行旋轉運動的關節。

車軸關節
單側骨骼的前端呈圓柱狀，嵌入淺凹狀的關節盂中，屬於單軸關節。圓柱狀骨骼像車軸般進行旋轉運動。例如近端橈尺關節、寰樞關節等。

肘關節部位的3個關節

肘關節包含肱尺關節、肱橈關節、近端橈尺關節3個關節，包覆於關節囊裡面。
各自負責屈曲和伸展、旋轉等運動。

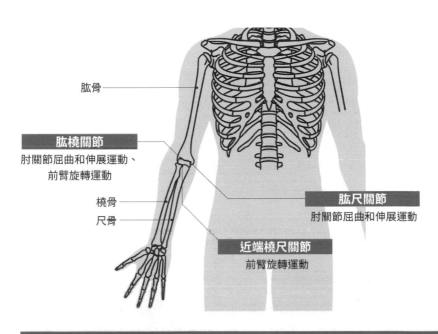

肱骨

肱橈關節

肘關節屈曲和伸展運動、
前臂旋轉運動

橈骨

尺骨

肱尺關節

肘關節屈曲和伸展運動

近端橈尺關節

前臂旋轉運動

肘關節的韌帶

內側副韌帶和外側副韌帶協助穩定肘關節。在內側副韌帶中，與肘關節內側穩
定性關係最密切的是強韌的前斜纖維束。

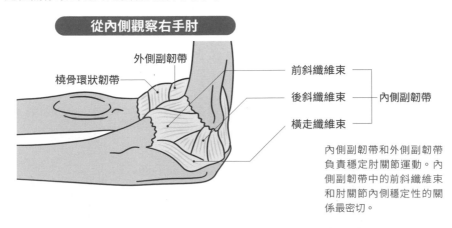

從內側觀察右手肘

外側副韌帶

橈骨環狀韌帶

前斜纖維束

後斜纖維束 ── 內側副韌帶

橫走纖維束

內側副韌帶和外側副韌帶
負責穩定肘關節運動。內
側副韌帶中的前斜纖維束
和肘關節內側穩定性的關
係最密切。

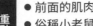

肘關節（肌肉）

- 前面的肌肉作用於屈曲運動，後面的肌肉作用於伸展運動。
- 俗稱小老鼠的肱二頭肌作用於手肘的屈曲運動。
- 橈側屈腕肌作用於手腕關節的屈曲與前臂的旋前運動。

肱二頭肌由2條肌肉構成

　　肘關節前面有**肱二頭肌**、**肱肌**、**肱橈肌**等肌肉，作用於手肘的屈曲運動。

　　肱二頭肌是我們俗稱的小老鼠，由**肱二頭肌長頭**和**肱二頭肌短頭**構成。肱二頭肌參與拿取物體的動作，並且與**旋轉肌袖**（請參照 P42）共同穩定肩膀前方部位。肱肌位於肱二頭肌下方，肱骨骨折時容易造成這塊肌肉受損。

　　另一方面，肘關節後方有**肱三頭肌**，主要參與手肘的伸展運動。肱三頭肌由**肱三頭肌長頭**、**肱三頭肌外側頭**、**肱三頭肌內側頭**構成，其中肱三頭肌長頭參與肘關節和肩關節的伸展運動，而肱三頭肌外側頭和內側頭參與肘關節的伸展運動。活動手臂時，肱二頭肌和肱三頭肌總是進行相反運動，這樣的肌肉稱作**拮抗肌**（請參照 P14）。

參與前臂旋前和旋後運動的肘關節肌肉

　　附著於肘關節的肌肉除了作用於手肘的彎曲和伸展，也參與前臂向內側旋轉的**旋前**和前臂向外側旋轉的**旋後**運動。

　　附著於肱骨內側的**橈側屈腕肌**、**尺側屈腕肌**、**掌長肌**等肌肉負責手指和手腕的屈曲運動；而附著於手肘外側的**橈側伸腕肌**、**尺側伸腕肌**、**伸指肌**等肌肉則負責伸展運動。橈側屈腕肌同時也作用於手腕關節的屈曲與前臂的旋前運動。

 資格考中常見專門用語

肱二頭肌
俗稱小老鼠，由肱二頭肌長頭和肱二頭肌短頭構成，參與肘關節的屈曲和前臂的旋後運動。受肌皮神經支配。

肱肌
參與肘關節屈曲運動的肌肉。

肱橈肌
附著於前臂外側的肌肉，參與肘關節屈曲、前臂旋前與旋後運動。

肱三頭肌
位於肘關節後面的肌肉，參與肘關節和肩關節的伸展運動。

橈側屈腕肌
附著於肱骨內側的肌肉，參與手腕屈曲和橈偏（手腕向橈骨側彎曲的動作）運動。

尺側伸腕肌
附著於手肘外側的肌肉，參與手腕伸展與尺偏（手腕向尺骨側彎曲的動作）運動。

 備忘錄

旋前與旋後
前臂向前伸出且手掌朝下的翻轉動作稱為旋前；前臂向前伸出且手掌朝上翻轉的動作稱為旋後。

肘關節周圍的肌肉

肘關節周圍有各種肌肉，參與不同的關節活動。

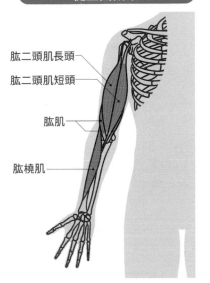

從正面觀察

肱二頭肌長頭
肱二頭肌短頭
肱肌
肱橈肌

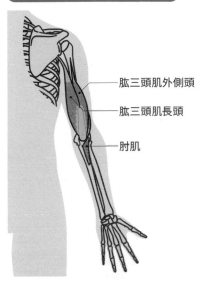

從背面觀察

肱三頭肌外側頭
肱三頭肌長頭
肘肌

彎曲手肘時的肌肉運動

彎曲或伸直手肘時，肌肉運動如下所示。

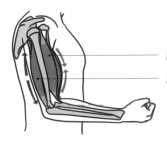

彎曲手肘時

肱二頭肌
肱三頭肌

彎曲手肘時，肱二頭肌收縮，肱三頭肌鬆弛。

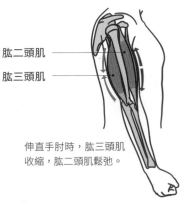

伸直手肘時

伸直手肘時，肱三頭肌收縮，肱二頭肌鬆弛。

手腕關節（骨骼與關節）

重點
- 由前臂骨和腕骨構成。
- 腕骨由8塊骨骼組成。
- 主要手腕關節為橈腕關節和腕中關節。

手腕關節由尺骨、橈骨、腕骨共同形成

手腕關節指的是位於手腕部位的關節，由前臂骨和8塊**腕骨**構成。前臂骨是手肘至手腕處的長骨，由位於拇指側的**橈骨**和位於小指側的**尺骨**構成，並且連接至手腕關節。

另一方面，腕骨分為近端列（前臂側）和遠端列（手指側），近端列中從拇指開始依序為**舟狀骨、月狀骨、三角骨、豆狀骨**；遠端列中從拇指開始依序為**大多角骨、小多角骨、頭狀骨、鉤狀骨**。

發揮重要功用的2個手腕關節

手腕關節包含橈腕關節、腕中關節、遠端橈尺關節、CM關節（腕掌關節）、掌指關節、（近端／遠端）指間關節，其中尤其重要的是橈骨和腕骨近端列構成的橈腕關節，以及位於腕骨近端列和遠端列之間的腕中關節。

橈腕關節屬於**橢圓關節**（請參照P18），由橈骨和尺骨遠端和腕骨近端列的舟狀骨、月狀骨、三角骨所形成。參與6成左右的手腕關節**背屈**（往手背側彎曲）和4成左右的**掌屈**（往手掌側彎曲）運動。不過，腕骨之間有**關節盤**，因此並未直接相連於尺骨。

另外一個重要關節是腕中關節，它是位於腕骨近端列和遠端列之間的平面關節，腕骨近端列向內凹陷，讓遠端列能夠自由活動。腕中關節是可動關節，參與4成左右的手腕關節背屈運動和6成左右的手腕關節掌屈運動。

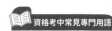
資格考中常見專門用語

腕骨
位於手腕的8塊小骨骼。近端列有舟狀骨、月狀骨、三角骨和豆狀骨，遠端列則有大多角骨、小多角骨、頭狀骨和鉤狀骨。

橈腕關節
由橈骨和尺骨遠端和腕骨近端列的舟狀骨、月狀骨、三角骨所形成的關節。

腕中關節
位於腕骨近端列和腕骨遠端列之間的平面關節。

構成手腕關節的骨骼

手腕關節中，橈腕關節和腕中關節對於彎曲手腕的動作特別重要。形成關節的腕骨由以下 8 塊骨骼構成。

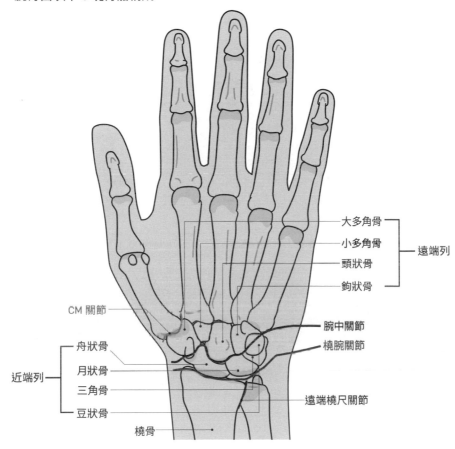

大多角骨
小多角骨
頭狀骨
鉤狀骨
遠端列

CM 關節
腕中關節
橈腕關節

舟狀骨
月狀骨
三角骨
豆狀骨
近端列

遠端橈尺關節

橈骨

COLUMN　**解剖學上的手指名稱**

　　手指與腳趾除了我們一般常用的名稱外，另有解剖學專用名稱。在解剖學上，手指的名稱各為拇指（第1指）、食指（第2指）、中指（第3指）、無名指（第4指）、尾指（第5指）。腳的指頭稱為腳趾，名稱和手指一樣，只是將指改為「趾」。

手指（骨骼與關節）

重點
● 兩手手指合起來共有54塊骨骼。
● 指骨由近端指骨、中間指骨、遠端趾骨構成。
● 手指關節由橢圓關節和樞鈕關節組成。

手指由腕骨、指骨、掌骨組成

　　手指由密集排列且呈四角形的**腕骨**和**指骨**，以及細長的**掌骨**共27塊骨骼組成。也就是說，全身206塊骨骼中，雙手加起來共54塊的骨骼全集中在手指。

　　指骨由近端指骨、中間指骨和遠端指骨3塊骨骼構成。各指骨從靠近手掌的**近端側**開始依序稱為近端指骨、中間指骨、遠端指骨，但拇指沒有中間指骨，僅由近端指骨和遠端指骨2塊骨骼構成。

　　位於腕骨和指骨之間，形狀細長的骨骼是掌骨。腕骨側是近端，指骨側是遠端，掌骨從拇指側開始依序稱為第1到第5掌骨。

負責手指運動的3個主要關節

　　手指的主要關節為掌骨和近端指骨形成的第3關節 **MP 關節（掌指關節）**、近端指骨和中間指骨形成的第2關節 **PIP 關節（近端指間關節）**，以及中間指骨和遠端指骨形成的第1關節 **DIP 關節（遠端指間關節）**。

　　MP 關節參與彎曲手指關節的**屈曲**、伸直手指的**伸展**、張開伸直關節的**外展**、閉合張開手指的**內收**等運動。另一方面，MP 關節屬於**橢圓關節**（請參照P18），掌骨前端的掌骨頭為大凸關節面，近端指骨根部為小凹關節面。PIP 關節和 DIP 關節屬於**樞鈕關節**（請參照 P18），無法進行內收和外展運動，只能做出屈伸動作。

手指的骨骼與關節

手指由腕骨、指骨、掌骨共 27 塊骨骼組成。其中指骨由近端指骨、中間指骨、遠端指骨構成，雙手加起來共 54 塊骨骼的集中在手指。拇指沒有中間指骨，近端指骨和遠端指骨直接連接在一起。

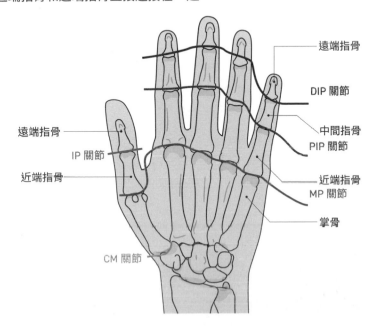

手指的主要關節

人類手指的主要關節如下所示。

關節名稱	位置
DIP 關節（遠端指間關節）	・食指至小指的第1關節
PIP 關節（近端指間關節）	・食指至小指的第2關節
IP 關節（指間關節）	・拇指的第1關節
MP 關節（掌指關節）	・食指至小指的第3關節，以及拇指的第2關節
CM 關節（腕掌關節）	・位於拇指根部的關節
腕骨間關節	・位於腕骨近端列和腕骨遠端列之間的關節
橈腕關節	・前臂骨的橈骨、尺骨和腕骨近端列共同形成的關節

手腕關節、手指（肌肉）

重點
- 手指上有許多肌肉附著。
- 前臂後方有伸指肌，手部上有骨間肌和蚓狀肌附著。
- 手腕關節運動相關的肌肉位在前臂表層。

手指肌肉作用於手指的纖細動作

相較於身體其他部位，手指有許多肌肉附著，因此能夠做出抓握、捏取等多樣化動作。參與食指至小指4根手指的屈曲和伸展運動的肌肉附著於前臂，而負責纖細動作的細小肌肉則附著於手部。

位於手肘至手腕的前臂外側表面的**伸指肌**作用於**MP 關節**，使食指至小指能夠伸展；位於手部的**蚓狀肌**和**骨間肌**作用於 **IP 關節**伸展和 MP 關節屈曲運動（請參照 P50）。蚓狀肌位於手掌側，是一塊連接屈肌肌腱和伸肌肌腱的肌肉。骨間肌包含位於手掌側的**掌側骨間肌**，以及位於手背側的**背側骨間肌**。

活動手腕關節的肌肉附著於前臂上

參與手腕關節運動的肌肉附著於前臂。**屈曲**運動相關的肌肉附著於前臂內側表層；**伸展**運動相關的肌肉則分布於前臂外側表層。

位於前臂內側表層且參與手腕關節屈曲運動的肌肉包含**橈側屈腕肌**、**掌長肌**、**尺側屈腕肌**等。橈側屈腕肌作用於手腕關節的屈曲和**外展**運動，並且輔助手肘的屈曲運動，而走向平行於橈骨屈腕肌的掌長肌則是作用於手腕關節的屈曲運動。尺側屈腕肌參與手腕關節的屈曲和**內收**運動。另一方面，附著於前臂外側的肌肉包含**尺側伸腕肌**和**橈側伸腕短肌**，尺側伸腕肌作用於手腕關節伸展，並且和尺側屈腕肌一起參與內收運動；而橈側伸碗短肌則是作用於手腕關節的伸展和外展運動，並且輔助手肘伸展。

資格考中常見專門用語

伸指肌
位於前臂後面的淺層肌肉，主要參與手指伸展運動。作用於 MP 關節，使食指至小指做出伸展動作。

骨間肌、蚓狀肌
位於手部的肌肉，參與 PIP 關節的伸展運動、MP 關節的屈曲運動。

前臂、手部肌肉

前臂表層有許多參與手腕關節和手指運動的肌肉附著。手部也有許多小肌肉，因此才能做出各種纖細動作。

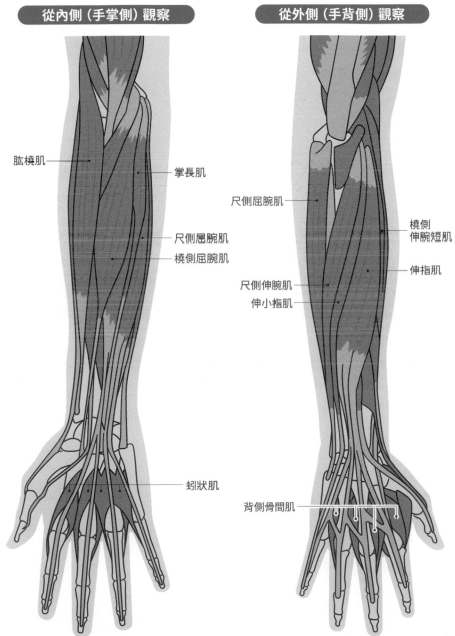

從內側（手掌側）觀察

肱橈肌

掌長肌

尺側屈腕肌

橈側屈腕肌

蚓狀肌

從外側（手背側）觀察

尺側屈腕肌

橈側
伸腕短肌

伸指肌

尺側伸腕肌

伸小指肌

背側骨間肌

骨骼、關節、
肌肉、
神經的構造

脊椎（骨骼與關節）

重點

● 脊椎的專門術語是脊柱。
● 脊椎的功用是支撐身體、運動功能、保護神經等。
● 椎體與椎弓之間形成椎孔，脊髓會從中通過。

脊椎是支撐身體的一根大支柱

脊椎身負支撐人體和維持姿勢的重責大任。脊椎指的是脊椎骨，一般也稱為**脊柱**（請參照 P32）。

脊椎由**脊椎骨**堆疊而成。從上方開始的7塊脊椎骨為**頸椎**，頸椎下方的12塊脊椎骨為**胸椎**，胸椎下方的5塊脊椎骨為**腰椎**，腰椎向下連接至薦椎與尾椎。脊椎從正面看來像是筆直的一條線，但從側面看來其實略呈 S 形弧度，這個弧度稱為**身體排列**（Alignment）。

脊椎保護神經

脊椎不僅支撐身體，也擔負運動功能和保護神經的重責大任。

脊椎骨由腹側（前側）圓柱狀的**椎體**和背側（後側）的**椎弓**構成。呈弓形的椎弓有**上關節突**、**下關節突**和**棘突**3個突起，而椎體和椎弓之間形成**椎孔（椎管）**，內有**脊髓**通過。負責連接脊椎骨與脊椎骨的是**椎間盤**和**小面關節**、**韌帶**。

椎間盤位於脊椎骨與脊椎骨之間，具有緩衝功用，能夠緩和脊椎活動時產生的衝擊。中心部位有凝膠狀**髓核**，周圍包覆纖維組織的**纖維環**。支撐脊椎的組織還包含韌帶，位於椎體前面的是**前縱韌帶**，位於椎體後面的是**後縱韌帶**，同時也具有穩定脊椎的功用。

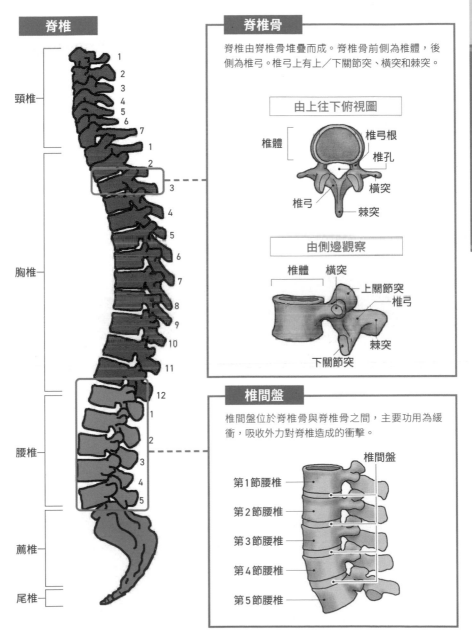

脊椎解剖

脊椎由頸椎、胸椎、腰椎、向下延伸的薦椎和尾椎組成。頸椎由 7 塊脊椎骨構成，胸椎由 12 塊脊椎骨構成，腰椎由 5 塊脊椎骨構成。

脊椎

頸椎

1
2
3
4
5
6
7

胸椎

1
2
3
4
5
6
7
8
9
10
11
12

腰椎

1
2
3
4
5

薦椎

尾椎

脊椎骨

脊椎由脊椎骨堆疊而成。脊椎骨前側為椎體，後側為椎弓。椎弓上有上／下關節突、橫突和棘突。

由上往下俯視圖

椎體
椎弓根
椎孔
橫突
椎弓
棘突

由側邊觀察

椎體　橫突
上關節突
椎弓
棘突
下關節突

椎間盤

椎間盤位於脊椎骨與脊椎骨之間，主要功用為緩衝，吸收外力對脊椎造成的衝擊。

椎間盤
第1節腰椎
第2節腰椎
第3節腰椎
第4節腰椎
第5節腰椎

脊椎（肌肉）

重點
- 腹肌肌群和豎脊肌群是參與脊椎活動的重要肌肉。
- 豎脊肌負責維持軀幹呈筆直姿勢。
- 脊椎運動包含前後屈、左右側屈、旋轉。

腹肌肌群是活動脊椎的主動肌

腹肌（肌群）是附著於脊椎的其中一種肌肉，包含**腹橫肌、腹直肌、腹內斜肌、腹外斜肌**4種，是活動脊椎的**主動肌**。

在4種肌肉中，腹橫肌位於身體最深層，宛如包覆腹部一般。作用於將腹部拉向背部，以及輔助吐氣動作。腹直肌從肋骨一直延伸至骨盆前面，作用於腰椎**屈曲**、**側屈**和骨盆**後傾**運動，於腰部彎曲時協助穩定腹部。

腹內斜肌和腹橫肌同樣覆蓋於腹部上，參與腰椎屈曲、側屈、旋轉運動。而腹外斜肌大範圍覆蓋於側腹部表層，同時也覆蓋於腹內斜肌上。腹外斜肌主要作用於腰椎屈曲、側屈、旋轉運動。

豎脊肌由棘肌、最長肌、髂肌組成

位於脊椎的伸肌中，大家最熟悉的就是**豎脊肌**，由最靠近脊椎的**棘肌**、位於中間的**最長肌**、位於外側的**髂肌**構成，主要負責維持軀幹姿勢。用力伸懶腰使脊椎伸展時，比起附著於外側的最長肌和髂肌，附著於脊椎側的棘肌更加活躍。另一方面，身體向側邊彎曲使脊椎側屈時，則變成附著於外側的髂肌和最長肌比附著於脊椎側的棘肌更活躍。

資格考中常見專門用語

腹橫肌
位於身體深層，肌纖維呈水平走向的肌肉。

腹直肌
從肋骨一直延伸至骨盆前面的肌肉。

腹內斜肌
從肋骨延伸至骨盆的肌肉。

腹外斜肌
位於側腹部表層，從肋骨延伸至骨盆的肌肉。

豎脊肌
負責維持軀幹姿勢的伸肌，由棘肌、最長肌、髂肌構成。

關鍵字

後傾
身體向後方傾斜的狀態。

腹肌種類

活動脊椎的主動肌為腹肌肌群，由以下 4 種肌肉組成。

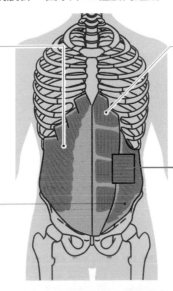

腹外斜肌

如同覆蓋腹內斜肌般附著於側腹部。作用於腰椎屈曲、側屈、旋轉運動。

腹直肌

從肋骨一直延伸至骨盆前面。作用於腰椎屈曲、側屈，以及骨盆後傾運動。

腹橫肌

腹橫肌是腹肌肌群中最深層的肌肉，包覆般地附著於腹部。作用於拉近腹部和背部，以及輔助吐氣動作。

腹內斜肌

包覆般地附著於腹部。作用於腰椎屈曲、側屈、旋轉運動。

豎脊肌的種類

位於脊椎的伸肌由棘肌、最長肌、髂肋肌組成。

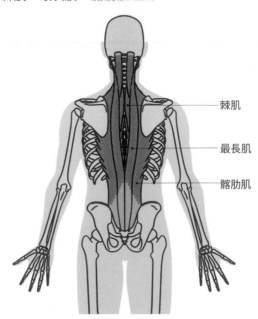

棘肌

最長肌

髂肋肌

胸廓（骨骼與關節）

重點
● 由胸椎、肋骨、胸骨構成的籠子狀骨架。
● 保護肺、心臟等重要內臟。
● 參與呼吸運動。

胸骨分為3個部分

　　胸廓是個籠子狀的骨架，由脊椎的一部分**胸椎**、12對**肋骨**、位於前胸部且呈平坦形狀的**胸骨**共同構成。胸廓內側空間稱為**胸腔**。胸椎接續在頸椎之下，由12塊脊椎骨堆疊而成，略呈向後彎曲的形狀，由於銜接12對肋骨，因此活動範圍非常小。胸骨指的是位於前胸部位且與肋骨相連的骨骼，由上至下依序分為**胸骨柄**、**胸骨體**、**劍突**3個部位。胸骨最上方的胸骨柄與第1肋骨、第2肋骨相連。呈平坦形狀的胸骨體與第2～第7肋骨相連。劍突則位於胸骨最下方。

連接胸骨與胸椎的肋骨

　　肋骨左右成對，共有12對，前胸部位的肋骨與胸骨形成**胸肋關節**，背側部位的肋骨與胸椎形成**肋椎關節**。

　　肋骨從前胸部位延伸至背部，形成中空狀的胸腔，主要負責保護位於胸腔內部的肺和心臟，以及部分腹腔內部的肝臟和腎臟。

　　第1肋骨至第7肋骨稱為**真肋**，經**肋軟骨**連接至胸骨，支撐胸廓的同時也提供適度的柔軟性。第8肋骨至第12肋骨稱為**假肋**，經肋軟骨間接連接至胸骨。第11肋骨和第12肋骨並未與胸骨相連，因此被稱為**懸肋**。

 資格考中常見專門用語

胸廓
胸廓由胸椎、肋骨和胸骨組成，是打造出胸部輪廓的籠子狀骨架。

肋骨
左右成對，共12對的胸部骨骼。

胸骨
位於前胸部位，連接至肋骨。

胸腔
由胸椎、肋骨、胸骨構成的籠子狀空間。

胸肋關節
位於肋骨前側，連接胸骨形成關節。

肋椎關節
位於肋骨後側，連接胸椎形成關節。

胸廓構造

胸廓由胸椎、肋骨、胸骨組成，是打造出胸部輪廓的籠子狀骨架。

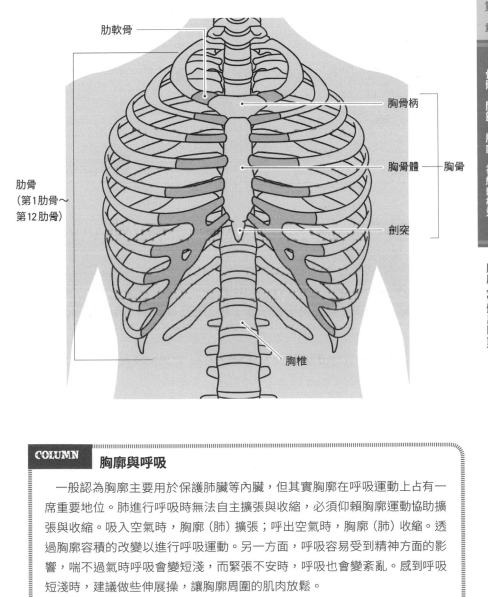

肋軟骨

胸骨柄

胸骨體　胸骨

劍突

肋骨
（第1肋骨～
第12肋骨）

胸椎

COLUMN　**胸廓與呼吸**

　　一般認為胸廓主要用於保護肺臟等內臟，但其實胸廓在呼吸運動上占有一席重要地位。肺進行呼吸時無法自主擴張與收縮，必須仰賴胸廓運動協助擴張與收縮。吸入空氣時，胸廓（肺）擴張；呼出空氣時，胸廓（肺）收縮。透過胸廓容積的改變以進行呼吸運動。另一方面，呼吸容易受到精神方面的影響，喘不過氣時呼吸會變短淺，而緊張不安時，呼吸也會變紊亂。感到呼吸短淺時，建議做些伸展操，讓胸廓周圍的肌肉放鬆。

胸廓（肌肉）

重點

● 除了保護肺等內臟以外，也參與呼吸運動。
● 呼吸需仰賴胸廓運動。
● 橫膈膜和外肋間肌參與呼吸運動。

吸氣時擴張，呼氣時收縮

胸廓是指構成胸部輪廓的籠子狀骨架，由**胸椎**、**胸骨**、**肋骨**組成。胸廓不僅保護內臟，也參與維持生命不可或缺的呼吸運動。

呼吸的時候，肺要吸入空氣，然而肺不是肌肉，無法自主收縮與擴張，必須透過胸廓運動來協助呼吸。吸入空氣時，肺連同胸廓動作一起擴張；呼出空氣時，肺一樣連同胸廓動作一起收縮。就像這樣，胸廓容積會隨著呼吸改變。

參與呼吸運動的呼吸肌肉

呼吸運動中，主要負責胸廓伸展與收縮的肌肉是**橫膈膜**和**外肋間肌**。於平靜狀態下吸入空氣時，只有橫膈膜收縮，但運動狀態下吸入空氣時，除了橫膈膜，外肋間肌和**胸鎖乳突肌**、**斜角肌**也會共同參與。橫膈膜收縮並往下移動時，腹腔內的負壓下降，肺部膨脹，使空氣進入肺裡。而呼出空氣時，向下移動的橫膈膜放鬆並恢復至原本位置。橫膈膜上升使胸廓變狹窄且肺部收縮，這時在**回彈力**的作用下，肺裡的空氣被順勢推出去。除此之外，在運動過程中，**內肋間肌**、**腹內／外斜肌**、**腹直肌**也會參與呼吸運動（請參照 P56），這些與呼吸運動相關的肌肉，通稱為**呼吸肌肉**。

資格考中常見專門用語

外肋間肌
位於肋骨之間的肌肉，收縮時胸廓擴張，鬆弛時胸廓變狹窄並將空氣推出去。

關鍵字

回彈力
肺部自主收縮的力量。

備忘錄

橫膈膜與打嗝
橫膈膜是一塊位於胸腔與腹腔之間的膜狀肌肉，這塊肌肉抽筋會導致作為空氣通道的聲帶變狹窄，引起打嗝。打嗝的原因至今依然不明，但通常會於數分鐘內自行停止。

胸廓與呼吸肌肉

胸廓不僅保護心臟、肺臟等內臟，也參與呼吸運動。呼吸時需要下列呼吸肌肉共同運作。

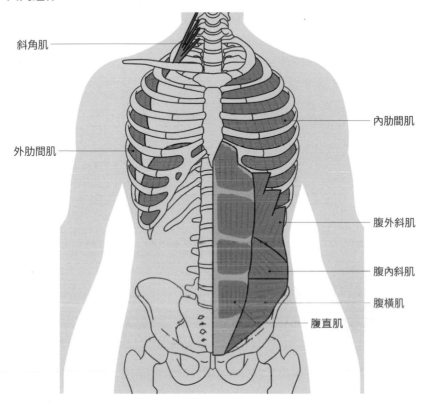

斜角肌

內肋間肌

外肋間肌

腹外斜肌

腹內斜肌

腹橫肌

腹直肌

呼吸時的胸廓與肌肉運作

 吸氣的時候

橫膈膜和外肋間肌收縮

↓

胸廓擴張

↓

腹腔內壓力下降

↓

空氣進入肺裡

 呼氣的時候

橫膈膜和外肋間肌鬆弛

↓

腹腔內壓力上升

↓

在壓力上升和肺部回彈力作用下，
肺裡的空氣被推出去

髖關節（骨骼與關節）

重點
- 骨盆與股骨形成的球窩關節。
- 高齡者跌倒時容易發生股骨頸骨折。
- 穩定性高且不容易滑脫的關節。

連接軀幹與下肢，支撐身體重量

髖關節由**骨盆**與**股骨**形成，負責銜接軀幹與下肢，並且支撐身體重量。骨盆由**髖骨、薦椎**和**尾椎**組成，髖骨進一步由髂骨、坐骨和恥骨3塊骨骼共同構成。人類在青春期之前，**髂骨、坐骨、恥骨**藉由透明軟骨互相連接，成年之後，軟骨逐漸骨化完成，整體合成一塊。男性和女性的骨盆形狀不同，女性的**骨盆入口**呈圓形或橫向橢圓形，而男性的骨盆入口則呈心形。

股骨前端為球狀的**股骨頭**，高齡者發生跌倒等意外時，容易引起**股骨頸骨折**（請參照 P118）。

髖關節承受巨大負荷

髖關節屬於穩定性高的球窩關節（請參照 P18），**髖臼（髖臼窩）** 覆蓋了大約2/3部分的股骨頭，因此不容易滑脫。髖關節活動範圍大，可以自由伸展、扭轉、旋轉。肩關節的構造和髖關節相同，但因為無須承載身體重量，穩定性不如髖關節。股骨和髖臼互相接觸的表面皆覆蓋**關節軟骨**，周圍充滿具潤滑液功用的**滑液**（關節滑液）。

髖關節除了支撐身體，也輔助走路、上下樓梯、跳躍等各種動作。據說走路或上下樓梯時，髖關節需承受約體重2至3倍的力量。

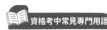
資格考中常見專門用語

骨盆
髖骨、薦椎、尾椎構成的腰部骨骼。

股骨
從大腿根部延伸至膝蓋的大腿骨。是人體最長的一根長骨。

股骨頭
位於股骨前端且呈圓球狀的部位。

髖臼（髖臼窩）
髖臼與股骨形成髖關節，髖臼窩為髖臼中央凹陷部位，緊密嵌住股骨頭。

骨盆構造

骨盆由髖骨、薦椎、尾椎組成，髖骨進一步由髂骨、坐骨和恥骨共同構成。在青春期之前，這 3 塊骨骼經透明軟骨連接在一起，並於成年後合成一整塊。男性和女性的骨盆形狀不同，男性骨盆呈心形，女性骨盆呈橢圓形（插圖為男性骨盆）。

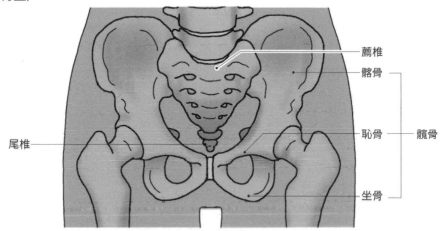

薦椎

髂骨

恥骨

髖骨

尾椎

坐骨

髖關節構造

髖關節是骨盆與股骨形成的球窩關節，可做出伸直、扭轉、旋轉等動作，活動自由度高。呈圓球狀的股骨頭約有 2/3 的部分嵌入髖臼中，因此穩定性高且不容易滑脫。

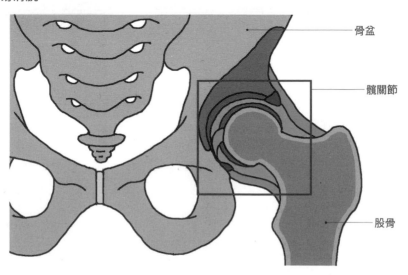

骨盆

髖關節

股骨

髖關節（肌肉）

- 參與髖關節的屈曲與伸展、外展與內收、外轉與內轉等動作。
- 髖關節部位有23條肌肉附著。
- 臀中肌於行走時維持身體平衡。

髖關節的6種動作

髖關節有**臀大肌**、**縫匠肌**等23塊肌肉附著，是全身關節中最多肌肉附著的部位，這些肌肉作用於髖關節**屈曲**與**伸展**、**外展**與**內收**、**外轉**與**內轉**6種動作。

臀大肌的面積大，位於大腿後側表層並形成**臀部**，參與髖關節的伸展和外轉、內收運動。縫匠肌是人體最長的條帶狀肌肉，參與髖關節的屈曲和外轉、膝關節的屈曲運動。

3種肌肉組成膕旁肌群

臀中肌附著於大腿後側，位於大腿肌肉下層，從骨盆延伸至股骨，作用於髖關節外轉運動。除此之外，臀中肌也負責在站立、行走時協助維持身體平衡，使髖關節於單腳站立時能夠維持穩定性。

膕旁肌群同樣位於大腿後側，包含**股二頭肌**、**半腱肌**、**半膜肌**，是作用於髖關節伸展的主要伸肌群之一，同時也是**股四頭肌**（位於**大腿部位**前側）的拮抗肌（請參照 P14）。半腱肌附著於大腿後方內側，參與髖關節的伸展、內轉、屈曲運動。半膜肌覆蓋於半腱肌下方，功用同半腱肌。股二頭肌則位於大腿後方外側，參與髖關節的伸展、屈曲、外轉運動。

資格考中常見專門用語

臀大肌
位於大腿後側表層的肌肉，輔助髖關節的伸展、外轉與內收運動。

縫匠肌
參與髖關節屈曲與外轉、膝關節的屈曲運動。是人體最長的條帶狀肌肉，也是盤腿動作中不可或缺的肌肉。據說以前的縫紉師經常盤腿作業，因此這塊肌肉被稱為縫匠肌。

膕旁肌群
由股二頭肌、半腱肌、半膜肌所構成的肌肉總稱。主要參與髖關節的伸展與屈曲運動。

備忘錄

外轉與內轉
以上臂骨和下肢骨的長軸為中心進行旋轉運動，向內側旋轉稱為內轉，向外側旋轉稱為外轉。

髖關節周圍的肌肉

髖關節有 23 塊肌肉附著，是所有關節中最多肌肉聚集的部位。臀大肌形成臀部形狀，臀中肌於站立和行走時協助維持身體平衡。膕旁肌群則是股二頭肌、半腱肌、半膜肌的總稱。

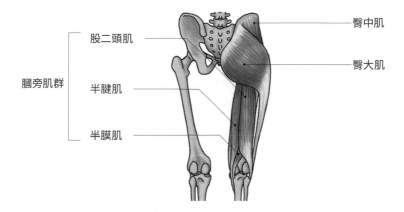

髖關節的6個動作與相關參與肌肉

髖關節負責屈曲與伸展、外展與內收、外轉與內轉這 6 種動作。

動作	肌肉
屈曲（將腳向前抬起的動作）	腰大肌、髂肌、縫匠肌、股直肌、恥骨肌
伸展（將腳向後抬起的動作）	臀大肌、半腱肌、半膜肌、股二頭肌
外展（將腳向外側展開的動作）	臀中肌、臀小肌、闊筋膜張肌
內收（將腳向內側閉合的動作）	內收大肌、內收短肌、內收長肌、股薄肌、閉孔外肌
外轉（將腳向外側旋轉的動作）	梨狀肌、閉孔內肌、上孖肌、下孖肌、股方肌、臀大肌、臀中肌、臀小肌
內轉（將腳向內側旋轉的動作）	臀小肌、闊筋膜張肌

Athletics Column

肌肉訓練與膕旁肌群

多數人進行肌肉訓練時會將重點擺在大腿內側的膕旁肌群。膕旁肌群是股二頭肌、半腱肌、半膜肌的總稱，作用於走路或跑步時輔助支撐身體，勤加鍛鍊能讓身體在運動時活動更順暢。

膝關節（骨骼與關節）

重點
- 膝關節由股骨、脛骨、髕骨3塊骨骼形成。
- 膝蓋部位有股脛關節和髕股關節。
- 韌帶和半月板輔助穩定膝關節。

膝關節是全身最大的關節

膝關節是人體中最大的關節，由**股骨、脛骨、髕骨**3塊骨骼形成，屬於**樞鈕關節**（請參照 P18）。脛骨外側有**腓骨**，但並未直接與膝關節相連。膝蓋有**股脛關節**和**髕股關節**2個關節，但一般常說的膝關節，是指股脛關節。

形成膝關節的脛骨關節面呈平坦形狀，股骨的球形**股骨頭**在上面移動，使膝蓋彎曲與伸展。由於膝關節的構造並不穩定，需要**外側副韌帶、內側副韌帶、前十字韌帶、後十字韌帶**等4條**韌帶**輔助支撐。

自股骨外側延伸至腓骨的外側副韌帶，以及自股骨內側延伸至脛骨上方的內側副韌帶，2條韌帶各自從橫向施力，以增加膝蓋的穩定性。另一方面，自脛骨前側延伸至股骨後側的前十字韌帶，以及自脛骨後側延伸至股骨前側的後十字韌帶，2條韌帶於關節內互相交叉，共同作用於穩定膝蓋的前後側。

隨年齡增長，半月板會愈來愈容易受到損害

膝關節的關節囊中有**半月板**，負責緩和骨骼之間的摩擦衝擊，以及輔助穩定膝關節。半月板是呈新月形狀的**纖維軟骨**，位於膝關節內側的**內側半月板**和位於外側的**外側半月板**成對發揮作用。半月板容易隨著年齡增長而退化受損。

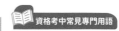

資格考中常見專門用語

膝關節
由股骨、脛骨、髕骨構成的關節，也稱為股脛關節。

脛骨
位於小腿內側的骨骼。形成內踝。

髕骨
位於膝關節前方的圓盤狀骨骼。一般稱其為「膝關節蓋子」。

腓骨
小腿的2根長骨之一，位於外側。形成外踝。

半月板
位於膝關節的關節囊中的新月形軟骨。負責吸附衝擊力和維持膝關節的穩定性。

形成膝關節的骨骼

膝關節由股骨、脛骨、髕骨3塊骨骼共同形成。膝關節需要承載身體重量等負荷，所以必須透過韌帶與半月板增加穩定性。韌帶從前後與側邊幫忙減輕壓力。

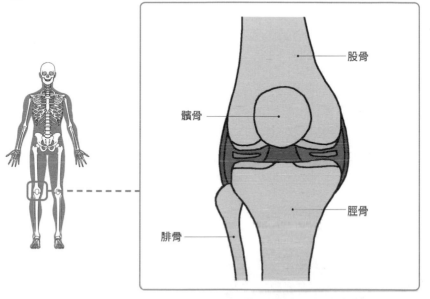

- 股骨
- 髕骨
- 脛骨
- 腓骨

半月板的構造

半月板的構造如下圖所示。

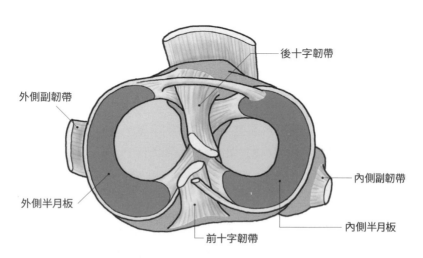

- 後十字韌帶
- 外側副韌帶
- 內側副韌帶
- 外側半月板
- 內側半月板
- 前十字韌帶

骨骼、關節、
肌肉、
神經的構造

膝關節（肌肉）

重點

● 大腿部位的肌肉除了作用於膝關節，也參與髖關節的活動。
● 伸展時主要使用大腿前側肌肉，屈曲時主要使用大腿後側肌肉。
● 膕旁肌群與股四頭肌互為拮抗肌。

活動膝關節的大腿部位肌肉

　　膝關節由大腿的**股骨**、小腿的**脛骨**，以及俗稱「膝關節蓋子」的**髕骨**所形成，是人體最大的關節。膝關節的構造較不穩定，但在透過韌帶等組織維持穩定性的情況下，能夠自由伸展與屈曲。

　　膝關節運動多半仰賴附著於股骨的肌肉，而這些肌肉不僅作用於膝關節，也會參與髖關節運動。

膕旁肌群是股四頭肌的拮抗肌

　　股骨上附著能使膝關節**伸展**與**屈曲**的肌肉。伸展時主要使用股骨前側的肌肉，屈曲時主要使用股骨後側的肌肉。

　　參與伸展運動的重要**主動肌**是**股四頭肌**。故名思義，股四頭肌是由**股直肌**、**股外側肌**、**股內側肌**、**股中間肌**4塊肌肉構成。股外側肌、股內側肌、股中間肌只附著於膝關節，但股直肌為橫跨膝關節與髖關節兩個關節的**雙關節肌**。另一方面，主要參與屈曲運動的主動肌為大腿後側的膕旁肌群。膕旁肌群包含**股二頭肌**、**半腱肌**、**半膜肌**。彎曲膝關節時，膕旁肌群收縮，股四頭肌鬆弛。膕旁肌群為**拮抗肌**（請參照 P14），與股四頭肌形成拮抗作用，不僅作用於膝關節屈曲，也參與髖關節的伸展運動。

關鍵字

雙關節肌
橫跨兩個關節的肌肉。股四頭肌中只有股直肌是雙關節肌。

備忘錄

主動肌與拮抗肌
執行某個動作時，主要施力的肌肉稱為主動肌，而對立於主動肌的肌肉稱為拮抗肌。舉例來說，伸展股骨時的主動肌為股四頭肌，拮抗肌則為膕旁肌群。

股四頭肌的位置

參與膝關節伸展運動的主動肌是位於大腿前側的股四頭肌,由股直肌、股外側肌、股內側肌、股中間肌4塊肌肉構成。

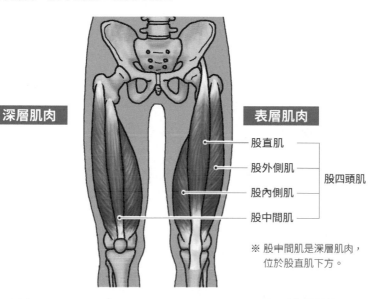

深層肌肉

表層肌肉

股直肌
股外側肌 ⎫
股內側肌 ⎬ 股四頭肌
股中間肌 ⎭

※ 股中間肌是深層肌肉,
　 位於股直肌下方。

股四頭肌與膕旁肌群

股四頭肌和膕旁肌群是進行相反作用的拮抗肌。

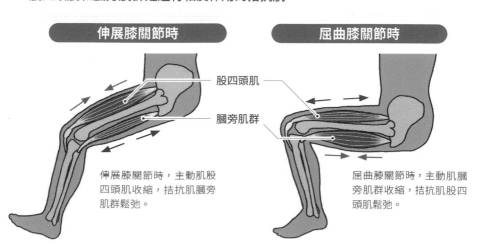

伸展膝關節時

屈曲膝關節時

股四頭肌

膕旁肌群

伸展膝關節時,主動肌股四頭肌收縮,拮抗肌膕旁肌群鬆弛。

屈曲膝關節時,主動肌膕旁肌群收縮,拮抗肌股四頭肌鬆弛。

踝關節（骨骼與關節）

重點
- 踝關節由脛骨、腓骨和距骨構成。
- 腳踝有距小腿關節和距下關節。
- 跟骨後方有阿基里斯腱附著。

足踝包含2個關節

踝關節是位於足踝部位的關節，正式名稱為**距小腿關節**。由位於小腿的**脛骨**、**腓骨**和**距骨**所形成。距小腿關節屬於穩定性高的**蝸狀關節**構造，距骨嵌入脛骨的凹窩中。一般常說的踝關節，指的是距小腿關節，但足踝其實還有另外一個由距骨和**跟骨**形成的**距下關節**。

形成踝關節的脛骨、腓骨、距骨

形成距小腿關節的脛骨是小腿部位的長骨之一，位於小腿內側且比較粗，主要負責支撐體重。因此脛骨一旦受損，就容易出現站立和行走困難。足踝附近的隆起稱為**內踝**。腓骨是小腿部位的另外一根長骨，位於小腿外側且比較細，主要功用是緩和走路時產生的衝擊，並且使踝關節能夠朝各個方向活動。足踝另外一側的隆起處稱為**外踝**。另一方面，距骨連接小腿與足部，最特別的是這塊骨骼沒有肌肉附著。距骨下方則連接位於足跟部位的跟骨。

形成距下關節的跟骨是足部骨骼中最大且最強壯的一塊骨骼，上有**阿基里斯腱**附著。行走的時候，距骨和跟骨的主要功用是維持平衡，並且踢踏地面以形成推進力。透過這些骨骼的共同作用，踝關節才得以完成站立、行走、吸附衝擊力等任務。

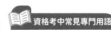
資格考中常見專門用語

距小腿關節
位於足踝的關節。由脛骨、腓骨、距骨共同形成。

距下關節
由跗骨的距骨和跟骨形成的關節。

距骨
位於足踝的骨骼。距骨和脛骨、腓骨共同形成距小腿關節。

內踝
脛骨於足踝部位的隆起。

外踝
腓骨於足踝部位的隆起。

跟骨
位於足跟部位的骨骼。

關鍵字

蝸狀關節
僅能往單方向活動的單軸關節，關節軸和骨骼長軸呈斜向排列。

備忘錄

阿基里斯腱
位於小腿的腓腸肌和比目魚肌的總稱。據說這個名稱來自於希臘神話中的人物阿基里斯，他全身刀槍不入，只有腳跟是唯一的致命弱點。

形成踝關節的骨骼

踝關節由脛骨、腓骨、距骨形成。

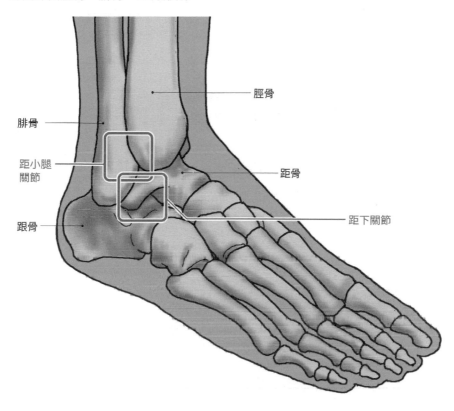

腓骨

距小腿
關節

跟骨

脛骨

距骨

距下關節

距小腿關節和距下關節

足踝有2個關節，距小腿關節和距下關節。各自的主要特徵如下表所示。

關節名稱	形成關節的骨骼	特徵
距小腿關節	脛骨、腓骨、距骨	●主要參與蹠屈／背屈運動
距下關節	距骨、跟骨	●主要參與旋前／旋後、外展／內收運動

踝關節（肌肉）

重點
- 主要動作為背屈和蹠屈、外翻和內翻。
- 參與背屈運動的肌肉位於小腿前側，參與蹠屈運動的肌肉位於小腿後側。
- 腓腸肌和比目魚肌匯合後形成阿基里斯腱。

負責背屈和蹠屈、外翻和內翻動作

踝關節由脛骨、腓骨、距骨3塊骨骼形成，除了支撐身體，也輔助站立和行走等動作。輔助穩定踝關節活動最不可欠缺的組織是**韌帶**和**肌肉**，踝關節外側有前距腓韌帶、後距腓韌帶和跟腓韌帶這些**外側韌帶**圍繞。而踝關節內側則有4條韌帶束構成的**三角韌帶**（內側副韌帶）支撐。

作用於踝關節動作的肌肉附著於小腿部位，而踝關節主要動作包含足尖上提的**背屈**、足尖下壓的**蹠屈**，這些動作主要由屬於**樞鈕關節**（請參照 P18）的**距小腿關節**負責。這個動作再加上**距下關節**的參與，可以進一步做出足底向外側翻（**外翻**）和向內側翻（**內翻**）的動作。

阿基里斯腱是人體最強韌的肌腱

作用於踝關節背屈的肌肉位於小腿前側，作用於蹠屈的肌肉位於小腿後側。背屈運動中的主動肌為**脛前肌、伸拇長肌、伸趾長肌**，其中作用力最強的是脛前肌。另一方面，蹠屈運動中的主動肌則是**小腿三頭肌**，屈拇長肌和屈趾長肌等肌肉也共同參與。小腿三頭肌是位於小腿部位的**腓腸肌**和**比目魚肌**的合稱，這2塊肌肉匯合後形成**阿基里斯腱**並附著於跟骨上。腓腸肌是橫跨2個關節的**雙關節肌**，不僅參與踝關節的蹠屈，也作用於膝關節屈曲運動。

📖 **資格考中常見專門用語**

外側韌帶
指的是位於踝關節外側的前距腓韌帶、後距腓韌帶和跟腓韌帶。

小腿三頭肌
位於小腿部位的腓腸肌和比目魚肌的合稱，參與踝關節的蹠屈運動。腓腸肌不僅參與踝關節的蹠屈，也作用於膝關節屈曲。

三角韌帶
由踝關節內側 4 條韌帶束構成。由於附著形狀呈三角形，因此稱為三角韌帶。分為脛距前韌帶、脛舟韌帶、脛跟韌帶、脛距後韌帶。也稱為內側副韌帶。

 關鍵字

外翻與內翻
外翻是指足踝向外側翻轉。內翻是指足踝向內側翻轉。

 備忘錄

背屈與蹠屈
背屈是指足尖向上提起的動作。蹠屈是指足尖下壓的動作。

圍繞踝關節的韌帶

踝關節周圍的韌帶主要功能是加強骨骼間的連結，使關節穩定活動。足部有前距腓韌帶、後距腓韌帶和跟腓韌帶的外側韌帶，以及合稱三角韌帶的4條韌帶束加以支撐與輔助。

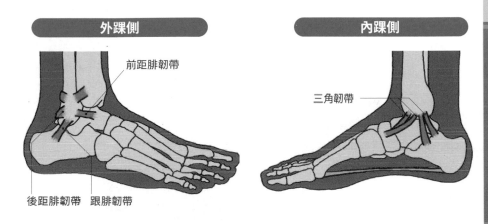

外踝側

前距腓韌帶

後距腓韌帶　　跟腓韌帶

內踝側

三角韌帶

小腿三頭肌的構造

蹠屈運動的主動肌即小腿三頭肌的構造如下所示。

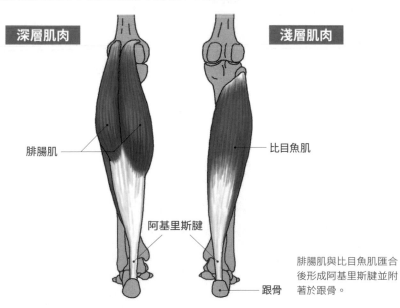

深層肌肉

腓腸肌

阿基里斯腱

淺層肌肉

比目魚肌

跟骨

腓腸肌與比目魚肌匯合後形成阿基里斯腱並附著於跟骨。

腳趾（骨骼與關節）

重點
● 單側足部有26塊骨骼。
● 由遠端趾骨、中間趾骨、近端趾骨構成。
● 足部關節構造與手部關節構造相似。

足部骨骼分為跗骨、蹠骨和趾骨3大類

人類足部依部位各有不同的功能。位於足跟周圍的**後足區**負責支撐體重，足弓一帶的**中足區**負責吸收動作時產生的衝擊，腳趾部位的**前足區**主要作用於維持行走時的平衡與產生推進力。

單側足部骨骼包含位於後足區並由7塊骨骼構成的**跗骨**、位於中足區並由5塊骨骼構成**蹠骨**，以及位於前足區並由14塊骨骼構成的**趾骨**3種類型，共計26塊骨骼。

足部的指頭稱為**腳趾**，食趾至小趾皆由**近端趾骨**、**中間趾骨**、**遠端趾骨**組成，而如同手部拇指，足部拇趾也只由近端趾骨和遠端趾骨構成，沒有中間趾骨（請參照P50）。

足部共有4個關節

足骨的骨骼與骨骼連接形成關節。跗骨至蹠骨部位有活動性較小的**距下關節**（請參照P70）、**橫跗關節**（Chopart 氏關節）、**跗蹠關節**（Lisfranc 氏關節），趾骨部位則有**蹠趾關節**。

橫跗關節參與足踝的內翻與外翻運動。跗蹠關節作用於足部的蹠屈與背屈，以及伴隨背屈的旋前運動。蹠趾關節由蹠骨和近端趾骨形成，踮腳尖或前踢時有較大的彎曲活動範圍。足部關節類似手指關節，但相比於手指關節，足部關節的活動範圍皆較小。

資格考中常見專門用語

跗骨
由位於小腿和蹠骨之間的7塊骨骼構成。

蹠骨
位於足背的跗骨與趾骨之間，由 5 塊骨骼構成。

趾骨
腳趾的骨骼。

跗蹠關節
骰骨、內側／中間／外側楔狀骨、第 1～5 蹠骨共同組成的關節，也稱為 Lisfranc 氏關節。

橫跗關節
由跟骨與距骨、骰骨、舟狀骨共同形成的關節，也稱為 Chopart 氏關節。

關鍵字

腳趾
足部指頭。依拇趾到小趾的順序稱為第 1 趾到第 5 趾。

足部骨骼與關節

單側足部有26塊骨骼，骨骼與骨骼連接形成關節。包含活動性較小的距下關節、橫跗關節、跗蹠關節，以及活動性大的蹠趾關節。

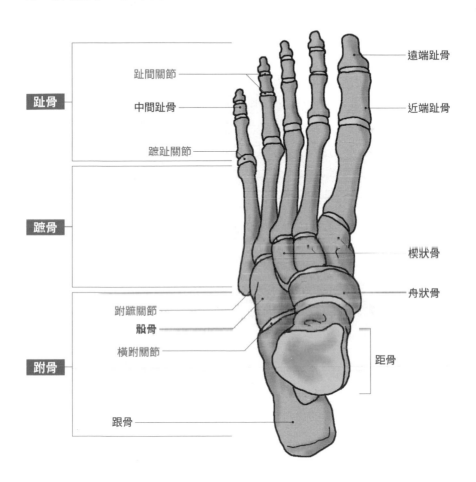

趾骨

趾間關節
中間趾骨
蹠趾關節

遠端趾骨
近端趾骨

蹠骨

楔狀骨
舟狀骨

跗骨

跗蹠關節
骰骨
橫跗關節

跟骨

距骨

COLUMN **全身約1/4的骨骼都在足部**

　　人體全身約有206塊骨骼，單側足部有大大小小26塊骨骼，兩側足部共計52塊骨骼。骨骼與骨骼間形成關節，並由肌肉、韌帶、肌腱輔助支撐。足部身負重則大任，必須支撐全身重量、吸附衝擊以保護身體，因此足部構造十分堅固強韌。

腳趾（肌肉）

重點

● 足部的基本功用是站立、行走、吸收衝擊。
● 足底的足弓構造負責吸收衝擊並減輕身體負擔。
● 足底筋膜負責維持足弓構造。

吸收衝擊的足弓構造

足部在站立、行走等動作中占有一席重要地位。足部接觸地面時，主要由3個足部**弓形結構**吸收來自地面的衝擊震動，並且減輕踝關節、膝關節、腰部負擔。這3個弓形結構包含我們一般常說的「足弓」，亦即最大的**內側縱弓**，以及位於外側的**外側縱弓**、位於蹠骨部位且呈圓弧形的**橫弓**。

足弓由骨骼、肌肉和韌帶構成，而具有彈簧和軟墊功能的是**足底筋膜**。足底筋膜是一塊縱向走行於足底的肌肉，自跟骨朝腳趾方向呈扇形延伸，除了維持足弓結構之外，也身負**絞盤機制**的重責大任。絞盤機制是指腳趾**背屈**時，足底筋膜被向上拉緊的動作。透過足底筋膜向上拉緊，內側縱弓也同時向上提升，如此一來，足部會更加穩定，也更容易吸收來自地面的衝擊力。

弓形結構塌陷與足底筋膜

構成足底弓形結構的是足底筋膜、**拇趾外展肌**、**小趾外展肌**、**屈趾短肌**。

年齡增長導致足底筋膜退化、距小腿關節周圍病變都可能造成弓形結構塌陷。弓形結構塌陷會使軟墊和彈簧功能失去作用，進而產生行走困難且容易疲累。內側縱弓消失，足底變平坦的狀態稱為**扁平足**。

資格考中常見專門用語

弓形結構
即內側縱弓、外側縱弓和橫弓，主要負責分散體重、吸收衝擊震動和維持身體平衡。

足底筋膜
從跟骨向腳趾方向呈扇形延伸的肌肉。也稱為足底腱膜。

拇趾外展肌
從跟骨向拇趾延伸的肌肉。參與拇趾外展運動。

小指外展肌
位於足部外側的肌肉。作用於小趾的外展和屈曲運動。

屈趾短肌
從跟骨延伸至中間趾骨的肌肉。參與食趾至小趾的屈曲運動。

關鍵字

絞盤機制
絞盤是指船上用於捲繞鋼索和網具的器具。腳趾背屈如同捲繞鋼索，足底筋膜被向上拉緊，因此取名為絞盤機制。

扁平足
內側縱弓消失，足底變平坦的狀態。

3種弓形結構

足底有3種弓形結構，負責吸收行走時來自地面的衝擊震動，以及減輕對身體造成的負荷。弓形結構塌陷會使震動直接傳遞至身體，進而導致行走困難且容易疲累。

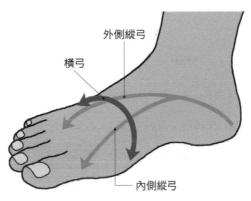

外側縱弓

橫弓

內側縱弓

位於足底的肌肉

足底表層有足底筋膜、拇趾外展肌、小趾外展肌、屈趾短肌等肌肉，並且形成足部縱弓。

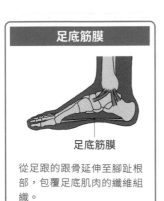

足底筋膜

足底筋膜

從足跟的跟骨延伸至腳趾根部，包覆足底肌肉的纖維組織。

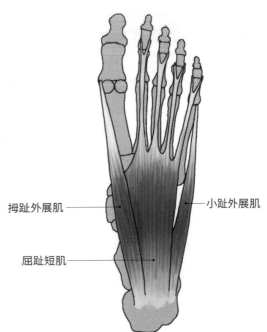

拇趾外展肌

小趾外展肌

屈趾短肌

77

哪些器官對人體沒有用處？

在人類進化過程中，某些身體部位進化成重要的必須器官，而某些身體部位則退化成沒有用處的器官，至今仍遺留在體內的無用處器官之一就是尾椎。尾椎位於脊椎最下方，一般認為是尾巴的殘留物。儘管尾巴在人類漫長進化過程中已經退化，但其實在四週大的胎兒身上依稀看得到殘留的尾巴。

除此之外，人體還存在一些進化後不再對人體有幫助的器官，像是掌長肌（請參照 P52）。掌長肌是位於前臂的淺層肌肉，作用於手腕屈曲運動。當拇指與小指碰在一起，浮現於手腕內側、彷彿 2 條細線的肌肉就是掌長肌。在大量使用前臂的哺乳類動物身上，掌長肌是極為發達的肌肉，但在人類身上，掌長肌於進化過程中逐漸退化，幾乎不具特別功用。據說僅有極少數的人沒有掌長肌，或者只有一條掌長肌。

對現代人而言，掌長肌是無用的組織，然而在某些情況下，掌長肌還是具有用處的。其中最廣為人知的就是尺骨附屬韌帶重建術（Tommy John Surgery）。這是一種移植健全的肌腱以取代受損韌帶的韌帶重建手術，通常用於治療棒球投手因手肘損傷而無法投球的情況。進行這項治療手術時，最常用於移植的肌腱之一即是掌長肌肌腱。1974 年美國骨科醫師提出這種手術方式，而當時接受這項手術治療的是美國大聯盟球員湯米・約翰（Tommy John），因此這項手術也俗稱 Tommy John 手術。湯米・約翰於術後再次以職業選手的身分回歸球場。近年來，包括日本的大谷翔平選手、達比修有選手等在內，國際上有不少運動選手接受過這項手術治療。

第 2 章

骨科疾病與治療方法

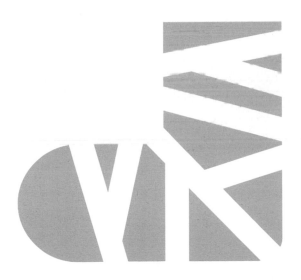

重點

基本姿位和關節活動度

- 基本姿位是測量關節活動度的肢體姿勢基準。
- 基本姿位是所有關節活動度為0度的姿勢。
- 功能性姿勢是指在關節活動範圍受限的情況下，對日常生活動作影響最小的肢體姿勢。

基本姿位是指「立正」姿勢

在骨科領域常會看見**姿位**一詞，其實這是表示身體各部位的位置和方向的總稱。**基本姿位**包含「**基本站立姿勢**」和「**解剖學站立姿勢**」。基本站立姿勢是指「立正」狀態的直立姿勢，而解剖學站立姿勢則是「立正」狀態的直立姿勢，再加上手掌朝向前方的姿勢。基本站立姿勢是（功能性）**基本姿位**，解剖學站立姿勢則稱為**解剖學姿位**。

保持功能性姿勢可以預防攣縮

測量關節活動度（ROM）的基本參考依據是基本姿位。這時候的肩關節、肘關節、手腕關節、踝關節，所有關節的關節活動度皆處於0度的狀態。測量肩關節的**屈曲**與**伸展**、踝關節的**蹠屈**與**背屈**、軀幹的**側屈**與**旋轉**等關節活動度時，都是以基本姿位為依據。但測量前臂的**旋後**與**旋前**、肩關節的**外轉**與**內轉**等關節活動度，則是以不同於基本姿位的肢體姿勢為依據。

另一方面，重要性同基本姿位的**功能性姿勢**，則是指即便因**攣縮**或**沾黏**等問題造成關節活動度受到限制，對日常生活動作也只會造成最小影響且最具功能性的良好肢體姿勢。舉例來說，以石膏固定時，都會將患者的肢體固定在功能性姿勢，以將關節攣縮程度降低至最小。

資格考中常見專門用語

姿位
表現身體各部位的位置與方向的總稱。

攣縮
關節活動範圍受限的狀態。

沾黏
癒合時產生內部疤痕而使關節無法活動。

關鍵字

關節活動度（ROM）
肩關節、肘關節、髖關節等關節能夠活動的範圍。ROM 是 Range of Motion 的簡稱。

基本姿位和功能性姿勢

測量關節活動度的依據是基本姿位，這時候所有關節活動度皆為0度。另一方面，功能性姿勢是指即便因攣縮而造成關節活動範圍受限，對日常生活動作也只會造成最小影響的肢體姿勢。固定石膏時會採用此角度。

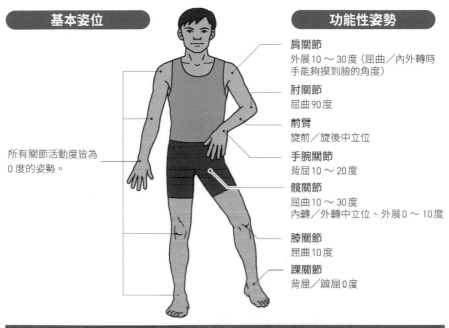

基本姿位

所有關節活動度皆為
0度的姿勢。

功能性姿勢

肩關節
外展 10 ～ 30 度 (屈曲／內外轉時
手能夠摸到臉的角度)

肘關節
屈曲 90 度

前臂
旋前／旋後中立位

手腕關節
背屈 10 ～ 20 度

髖關節
屈曲 10 ～ 30 度
內轉／外轉中立位、外展 0 ～ 10 度

膝關節
屈曲 10 度

踝關節
背屈／蹠屈 0 度

旋前與旋後

前臂向前伸出時，手掌向下翻轉的動作稱為旋前，手掌向上翻轉的動作稱為旋後。

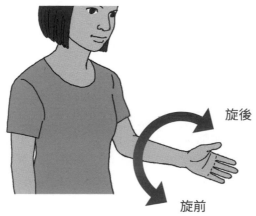

旋後

旋前

運動器官疾病的主要症狀

重點

- 大部分的主訴症狀為「疼痛或發麻」、「運動異常」、「形態異常」。
- 骨科門診中最常聽到的主訴症狀是疼痛。
- 診斷鑑別時需同時考慮症狀出現形態與共病症。

骨科門診中最常見的主訴症狀為「疼痛」

運動器官疾病（骨科）的主要症狀為肩頸僵硬、關節痛等的**疼痛**與發麻、麻痺和肌肉無力之類的**運動異常**，以及畸形和先天性異常之類的**形態異常**。

骨科門診中最常聽到的主訴症狀是疼痛，但引起疼痛的原因五花八門。以肩頸僵硬為例，可以分成有顯著病因的「**症狀性**」、沒有明確病因的「**原發性**」和壓力等因素造成的「**心因性**」。

另一方面，感覺關節疼痛的關節痛，也可以分為類風濕性關節炎（請參照 P170）之類的「**發炎性**」，以及**退化性關節炎**（請參照 P101「COLUMN」）和骨折等外傷性疾病的「非發炎性」。

發麻和腰痛也可以根據原因加以分類

發麻也是運動器官疾病的常見症狀。發麻意指觸覺和痛覺等感覺異常現象，大致分為神經病變性和非神經病變性。神經病變性又分為**腕隧道症候群**（請參照 P108）或**結締組織疾病**等引起的周邊神經系統疾病，以及脊髓損傷或腦病變引起的中樞神經系統疾病。

腰痛也算是運動器官疾病的常見症狀，分為有確切原因的**特異性腰痛**和沒有確切原因的**非特異性腰痛**，其中85％的腰痛都是非特異性腰痛。另一方面，根據症狀出現的持續期間可分類為「急性腰痛」、「亞急性腰痛」和「慢性腰痛」。

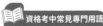
資格考中常見專門用語

疼痛
泛指一般疼痛的感覺。

運動異常
意指運動功能麻痺或肌力衰退、關節活動度異常或間歇性跛行（請參照 P141「COLUMN」）等。

形態異常
先天性異常或畸形等。

退化性關節炎
位於關節之間的軟骨因逐漸磨損而使關節無法順暢活動，進而引起關節骨骼發炎的狀態。

結締組織疾病
各種內臟慢性發炎的自體免疫疾病。

關鍵字

腕隧道症候群
手掌側的拇指至無名指出現麻木症狀的疾病。

運動器官疾病的主要症狀

運動器官疾病有各式各樣的症狀，最常見的主訴症狀是疼痛。

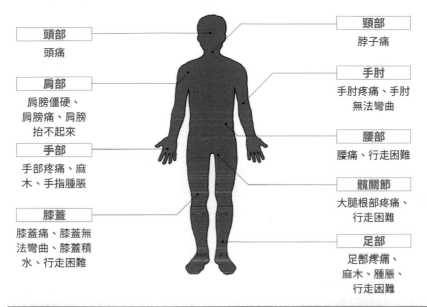

頭部

頭痛

肩部

肩膀僵硬、
肩膀痛、肩膀
抬不起來

手部

手部疼痛、麻
木、手指腫脹

膝蓋

膝蓋痛、膝蓋無
法彎曲、膝蓋積
水、行走困難

頸部

脖子痛

手肘

手肘疼痛、手肘
無法彎曲

腰部

腰痛、行走困難

髖關節

大腿根部疼痛、
行走困難

足部

足部疼痛、
麻木、腫脹、
行走困難

腰痛的分類

根據發生原因、症狀持續期間，可將腰痛分類如下。

根據發生原因分類

根據是否有明確原因分為特異性
腰痛和非特異性腰痛。

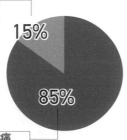

特異性腰痛

有明確誘發腰痛
的疾病
・椎間盤突出
・壓迫性骨折
・內臟疾病　等

15%

85%

非特異性腰痛

沒有明確原因的腰痛

根據持續期間分類

自症狀出現以來，未滿4週的腰
痛稱為「急性腰痛」；4週以上未
滿3個月的腰痛稱為「亞急性腰
痛」；持續3個月以上的腰痛稱為
「慢性腰痛」。

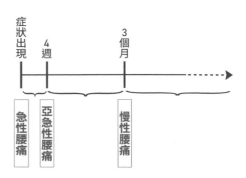

症狀出現　4週　3個月

急性腰痛　亞急性腰痛　慢性腰痛

第2章

骨科疾病與治療方法

運動器官疾病的主要症狀

檢查種類

● 骨科領域最不可或缺的檢查是影像學檢查。
● X 光攝影是最基本的影像學檢查。
● MRI 檢查和超音波檢查沒有輻射問題。

骨科領域中最主要的影像學檢查

　　骨科領域中最常進行的代表性檢查包含「**理學檢查**」、「**影像學檢查**」、「**活體檢查**」、「**檢體檢查**」等。

　　進行理學檢查時不使用器具，以視診和觸診等方式為主，評估肌力和關節活動能力。檢查方法包含**徒手檢查、徒手肌力測試（MMT）、關節活動度測試**等。

　　影像學檢查會透過放射線、電磁波和超音波等方式掌握骨骼和肌肉等器官狀態。**X 光攝影**是最基本的影像學檢查。利用 X 光對不同組織具不同穿透性的特點進行顯像，是骨科領域在診斷上不可或缺的重要檢查。**CT 檢查（電腦斷層攝影）**是以 3D 掃描方式確認骨骼的形態變化和鈣化情況，相較於 X 光攝影，進入身體的**輻射劑量**比較高。而 **MRI 檢查（磁振造影檢查）**是利用電磁波原理進行檢查，體內的水和脂肪中的氫原子核與磁場、電磁波產生交互作用，進一步將體內各部位的解剖切面以影像方式呈現。**超音波檢查**的原理則是發出音波，並將組織反射回來的音波處理成影像。

透過活體檢查和檢體檢查掌握病狀

　　活體檢查是為了獲取病症相關資料，包含**關節鏡檢查和肌電圖檢查**等。關節鏡檢查是將內視鏡攝影機插入關節腔內以確認關節內部的情況。活體檢查則是採集血液、尿液、關節液、脊髓液等進行化驗分析。

 資格考中常見專門用語

活體檢查
包含關節鏡檢查、肌電圖檢查、骨密度檢查等。

檢體檢查
化驗分析血液、尿液、關節液、脊髓液的檢查。

徒手檢查
不使用任何器具，用雙手確認身體有無異常現象的檢查。

徒手肌力測試（MMT）
不使用器具，評估主要肌力的檢查方式。分為 0~5 共 6 個等級進行評估。MMT 是 Manual Muscle Testing 的簡稱。

X 光攝影
利用 X 光穿透組織的穿透性差異進行檢查。

CT 檢查（電腦斷層攝影）
以 3D 掃描方式確認骨骼的形態變化與鈣化情況。

MRI 檢查（磁振造影檢查）
利用電磁波與體內氫原子核交互作用，將體內各部位的解剖切面以影像方式呈現的檢查。

超音波檢查
發出音波，並將組織等反射回來的音波處理成影像的檢查。

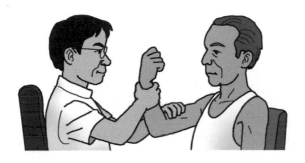

徒手肌力測試的評估

徒手肌力測試是指不使用器具，利用雙手評估主要肌肉的肌力。分為0～5共6個等級進行評估。

等級	描述	基準
5	Normal	能夠抵抗最大阻力和地心引力，完成所有關節活動度。
4	Good	能夠抵抗中等阻力和地心引力，完成所有關節活動度。
3	Fair	不施加阻力情況下，能夠抵抗地心引力，完成所有關節活動度。
2	Poor	在沒有地心引力的情況下，完成所有關節活動度。
1	Trace	確認肌肉有收縮情況，但沒有關節運動。
0	Zero	肌肉沒有收縮情況。

COLUMN　**X光攝影的原理**

　　X射線照射人體時，體內有些組織容易吸收X射線，有些組織則不容易吸收，將這樣的差異顯現於影像上，就是所謂的X光攝影。像是骨骼等器官容易吸收X射線，亦即X射線穿透性低，在影像上會呈現白色。另一方面，肺臟、脂肪、消化道裡的氣體因為不容易吸收X射線，亦即X射線穿透性高，在影像上會呈現黑色。

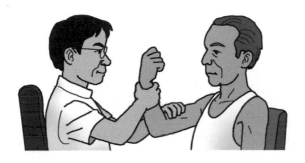

第2章

骨科疾病與治療方法

檢查種類

骨科領域的治療方法① 非侵入性治療

重點
● 大致分為保守治療與外科治療。
● 保守治療的基本原則是安靜休養。
● 長期臥床休養時首重預防廢用症候群。

治療時首先考慮採取保守治療

骨科領域的治療大致分為「保守治療」和「外科治療」。

保守治療也稱為**非侵入性治療**，是手術以外的治療方式。包含安靜休養、藥物治療、牽引治療、固定治療、復健治療等。另一方面，外科治療的手術治療則通常以骨骼、關節、肌肉、肌腱等軟組織為對象。手術治療屬於高侵入性治療，因此一般會以保守治療為優先考量。

保守治療也有多種治療方式

保守治療的基本原則是**安靜休養**。目的是藉由固定患部、減輕對病變部位的負擔以促使**自然痊癒**，並且針對疼痛和發炎等現象積極進行治療。在骨折或脫臼等情況下，會透過石膏固定以利**局部休養**；在急性腰痛或脊椎損傷等情況下，為了減輕體重負擔，則會建議盡量**臥床靜養**。

石膏是外固定法的其中一種方式。固定法除了使用膠布的貼紮法，還有使用棉布或繃帶的三角巾固定法、使用護木夾板的**護木固定法**等，這些都是從身體外側固定患部。除此之外，骨折或脫臼時採用的牽引法，則是使用器械加以牽引，目的是促使骨骼復位和改善關節攣縮。

在需要長期臥床休養的情況下，高齡者尤其容易演變成**廢用症候群**，透過復健維持剩餘功能是相當重要的。

資格考中常見專門用語

非侵入性治療
不會造成出血的治療方式。而侵入性治療指的是會造成出血的外科手術治療。

護木
骨折時用於輔助固定患部的夾板，也稱為副木。

關鍵字

廢用症候群
長期臥床導致身心活動力降低，進而引發的一連串身體症狀。像是肌肉萎縮、關節攣縮、對凡事漠不關心、抑鬱。

備忘錄

自然痊癒
利用人類與生俱來的自癒能力治好疾病。受到細微擦傷時，只需要將患部清潔乾淨，不需要特別治療也會自然痊癒。

保守治療的種類與概要

保守治療的基本原則是安靜休養，另外也包含藥物治療、矯正治療和固定治療，以及預防廢用症候群的復健治療等多種方式。

安靜休養	安靜休養以減輕患部負擔，以自然痊癒為目標。
藥物治療	使用藥物以減輕疼痛症狀。有時也會透過注射方式投予藥物。
牽引法	使用手或器械牽引，促使骨骼復位和改善關節攣縮。用於骨折或脫臼等情況。
固定法	使用石膏或護木固定患部。
復健治療	進行日常生活動作等訓練，促使運動功能恢復、改善。

何謂廢用症候群

長期臥床靜養導致身心活動力降低，進而引發一連串身體症狀。像是肌肉萎縮、關節攣縮、對凡事漠不關心、情緒低落等症狀。尤其高齡者罹患廢用症候群的風險非常高。

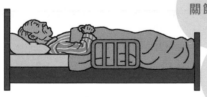

關節攣縮　沒有食慾　肌肉萎縮

對凡事漠不關心　抑鬱

COLUMN　預防廢用症候群

　　身體活動量減少，或者為了治療不得不長期臥床休養時，罹患廢用症候群的風險就會提升。尤其高齡者一旦罹患廢用症候群，事後要改善並不容易，所以事前嚴加預防更顯重要。增加坐起身的時間、在床上活動上肢與下肢，以及多與他人互動都是非常重要的。

骨科領域的治療方法② **藥物治療**

重點
- 針對疼痛的一般性治療為藥物治療。
- 止痛藥包含非類固醇類消炎止痛藥、類固醇類消炎止痛藥、類鴉片藥物等。
- NSAIDs 透過抑制體內前列腺素的合成以達到止痛作用。

疼痛根據部位和原因進行分類

　　骨科疾病最常見的症狀是疼痛（請參照 P82）。依發生部位和原因可將疼痛分為下列幾種類型。根據部位分類，分為**體感性疼痛**和**內臟性疼痛**。根據原因分類，分為**感覺接受性疼痛**和**神經病變性疼痛**。感覺接受性疼痛是指受傷或發炎等身體組織受到傷害所引發的疼痛，這是一種保護身體的警告反應。另一方面，神經病變性疼痛是神經本身受損所引起的疼痛。

止痛藥的種類琳瑯滿目

　　針對疼痛的治療，一般採用藥物治療。使用藥物以 **NSAIDs** 和**乙醯胺酚**等非類固醇類消炎藥為主，另外也會使用**腎上腺皮質酮**等類固醇類藥物和**類鴉片藥物**。

　　NSAIDs 機轉是透過抑制疼痛物質——**前列腺素**的合成以達到止痛作用，主要用於治療感覺接受性疼痛。**類固醇**是腎上腺分泌的**腎上腺皮質素之一**，具有抑制體內發炎、抑制免疫力的功用。這類藥物容易產生副作用，使用時務必格外謹慎。類鴉片藥物是一種醫療用麻醉性藥物，具有強烈止痛效果，能夠阻斷從脊髓傳導至大腦的疼痛。類鴉片藥物包含**吩坦尼、曲馬多、丁基原啡因**等數種。其他像是抗憂鬱劑或抗癲癇藥等也都是有效的止痛藥。

資格考中常見專門用語

體感性疼痛
體表疼痛。

內臟性疼痛
內臟疼痛。

感覺接受性疼痛
受傷等引起的疼痛。

神經病變性疼痛
神經本身受損引起的疼痛。

NSAIDs
非類固醇類消炎藥，是骨科領域最常使用的止痛劑。Non-Steroidal Anti-Inflammatory Drugs 的簡稱。

關鍵字

類鴉片藥物
作用於中樞神經系統，止痛效果非常強。

前列腺素
引起發熱、疼痛的物質。合成自花生四烯酸，具有促使子宮收縮、體溫上升、保護胃黏膜的功用。

腎上腺皮質素
腎上腺分泌的荷爾蒙。含有皮質醇、雄性激素、醛固酮等。

疼痛的種類與發生部位

根據發生部位與原因，可將疼痛分類如下。感覺接受性疼痛分為發生於內臟的內臟性疼痛與發生於骨骼、關節等的體感性疼痛。

根據原因分類	根據發生部位分類	發生部位
感覺接受性疼痛	內臟性疼痛	胃、腸、肝臟、腎臟等包覆於皮膜下的內臟
	體感性疼痛	骨骼、關節、肌肉、結締組織等
神經病變性疼痛		脊髓神經、周邊神經、大腦等疼痛傳導路徑

NSAIDs 的種類

骨科領域最常使用的止痛劑是 NSAIDs。包含口服藥、栓劑、貼片劑等種類。

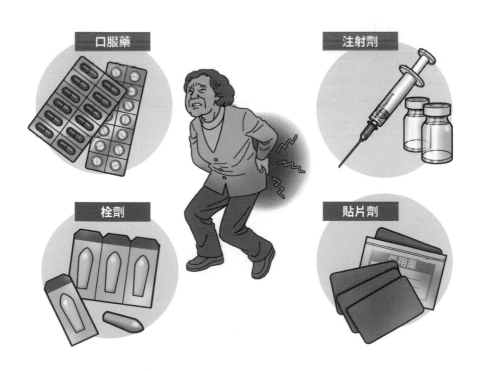

口服藥　　注射劑　　栓劑　　貼片劑

第2章

骨科疾病與治療方法

骨科領域的治療方法② 藥物治療

89

骨科領域的治療方法③ 手術

重點
- 手術對象為骨骼、關節、肌肉、肌腱、脊椎、脊髓等。
- 近年來人工關節置換術的適用年齡範圍放寬許多。
- 依損傷部位採取各種最合適的手術方式。

骨折固定法也包羅萬象

骨科領域的**手術治療**對象涵蓋多種組織，通常以骨骼和關節為主，也包含肌肉、**肌腱**、**脊椎**、**脊髓**等。

骨折手術中會使用不鏽鋼或鈷鉻合金等材質的固定器固定患部，直到骨骼斷裂部位**癒合**。骨折手術中的固定方式分為將固定器放入體內的內固定，以及使用骨釘或鋼絲等直接從體外固定患部的**骨外固定**。內固定的方式包含以骨釘將骨折移位的骨骼固定在一起的**骨釘固定**、以骨螺絲固定骨折部位的**骨螺絲固定**、以骨板和骨螺絲固定骨折部位的**骨板固定**等。

汰換受損關節的人工關節置換術

退化性關節炎（請參照P101「COLUMN」）或**股骨頭壞死**（請參照P122）等造成關節損傷或變形時，通常會採用人工關節置換術的治療方式。**人工關節置換術**是以人工關節替換受損關節的手術，不僅能夠解決疼痛問題，也能改善**關節活動度**。主要適用對象為髖關節和膝關節。

過去人工關節置換術中使用的人工關節材質使用年限為15到20年，再加上置換手術難度高，通常只會對年齡超過60歲以上的患者實施。然而隨著材料科技的進步，現在的人工關節材質使用年限有望提升，因此適用年齡範圍也放寬許多。雖然人工關節置換術的優點很多，像是能夠術後早期離床、住院和復健時間縮短，但還是必須多加留意人工關節鬆脫、破損等併發症。

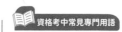

資格考中常見專門用語

骨釘固定
使用骨釘將2塊移位的骨骼固定在一起的術式。

骨螺絲固定
使用骨螺絲固定骨折部位的術式。

骨板固定
使用骨板和骨螺絲固定骨折部位的術式。

骨外固定
使用骨釘或鋼絲直接從體外固定患部的術式。

人工關節置換術
移除受損關節，置換為人工關節的手術方式。

骨折手術種類

針對骨折的手術方式有很多種，像是以骨釘或螺絲固定斷裂骨骼，或以骨板或骨螺絲等固定骨折部位。

骨螺絲固定

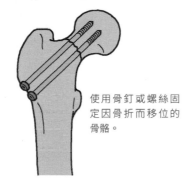

使用骨釘或螺絲固定因骨折而移位的骨骼。

骨板固定

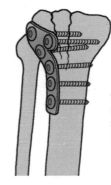

使用骨板和骨螺絲固定骨折部位。依骨折部位選用適合的骨板。

髓內釘固定

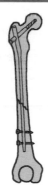

將骨釘插入骨髓內，藉此固定骨折部位。通常用於大型骨骼骨折的時候。

骨外固定

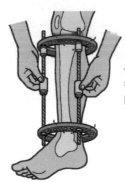

使用骨外固定器從身體外側加以固定骨折部位。

Athletics Column

接受人工關節置換術後還能運動嗎？

即便接受人工關節置換術，術後還是有可能繼續從事運動，但狀況通常會因個人體質、病狀和有無其他潛在疾病而有所不同，這一點務必多加留意。若本身有內科疾病，務必先與主治醫師進行充分討論後再從事體育活動。有些人在術前沒有運動習慣，但手術後才開始以運動作為復健治療的一環。其實輕度活動身體能提升復健效果。

X 光的發現及其發現者倫琴博士

運動器官疾病和骨科疾病的檢查項目中，X 光攝影是不可或缺的重要檢查項目。X 光攝影檢查是一種使用 X 光攝影儀器的影像學檢查，部分國家稱其為倫琴射線（Röntgenstrahlung），這是取名自發現 X 射線的德國物理學家威廉‧康拉德‧倫琴博士（Wilhelm Conrad Röntgen）。

倫琴博士於 1895 年發現 X 射線，由於是實驗中偶然發現的未知射線，因此用數學中代表未知數的「X」命名。當時 X 射線的發現不僅在物理學界，也在醫學界引起相當大的關注。史上第一張倫琴博士夫人的手部 X 光照片中清楚拍出夫人的手指骨骼與戒指，這讓倫琴博士頓時聲名大噪。

自從發現 X 射線後，研究學者開始嘗試使用 X 射線拍攝胸部和四肢等部位，自此確立使用 X 射線的檢查診斷方式。X 射線產生於名為克魯克斯管的真空管中。X 射線的能量產生取決於真空管中的陽極，亦即取決於 X 射線發生源所使用的金屬材質。在過去的 X 光攝影儀器中，真空管內的陽極採用的是一種名為鎢的金屬，產生的 X 射線能量能夠用於拍攝全身所有組織。X 光攝影檢查即利用 X 射線照射於全身，然後將穿透後的 X 射線以影像方式呈現出來。X 射線對體內各器官的穿透力不盡相同，像是穿透力高的肺、消化道氣體、脂肪等在影像中會呈現黑色，而穿透力中等的尿液、肋膜積液等在影像中呈現灰色，至於穿透力差的骨骼、膽結石等在影像中則呈現白色。穿透力的差異對比能呈現出病變所在。近年來數位 X 光影像取代了過去的實體 X 光片，在臨床醫學上更具實用性與便利性。

發現未知 X 射線的是倫琴博士，但他並未申請專利，因此許多研究學者都能使用 X 射線進行研究與研發，並且推廣至全世界各地。

第 3 章

運動器官疾病（上肢）

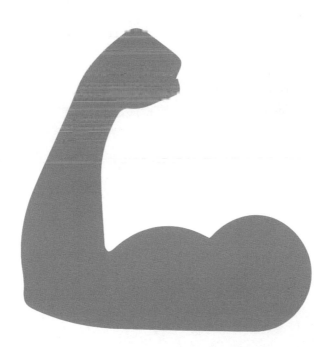

五十肩

重點
- 五十肩的主要症狀是肩膀疼痛和肩關節活動度受限。
- 病程分為急性期、慢性期、恢復期。
- 惡化原因包含糖尿病、巴金森氏症等。

關節活動度逐漸受到限制

五十肩是一種肩關節活動度受到限制且出現疼痛症狀的疾病。位於肩關節的**關節囊**發炎而引起疼痛，發炎進一步使關節囊變硬，導致肩膀無法順暢活動。五十肩的病程可分為「**急性期**」、「**慢性期**」、「**恢復期**」3個階段。

急性期的疼痛症狀最為強烈，劇烈疼痛到半夜睡覺也可能會痛醒。雖然攣縮程度還算輕微，但劇烈疼痛容易使患者因為不願意活動關節而逐漸導致關節活動範圍受到限制。進入慢性期後，疼痛程度略為減輕，但關節囊攣縮導致關節活動度受限。攣縮是因急性期劇烈疼痛致使肩關節長時間持續處於不活動的狀態而引起，久而久之也會對日常生活構成妨礙。進入恢復期後，疼痛症狀逐漸改善，肩關節活動範圍再次擴大。在這個階段，活動肩關節時應該不會再感到疼痛。

肩關節周邊組織的老化也與五十肩有密切關係

五十肩其實是俗稱，正式名稱為**黏連性肩關節囊炎**或**冰凍肩**。如俗名所示，這是一種好發於50歲左右中高齡族群的疾病。雖然說是發炎造成，但多半沒有外傷等特定致病原因，所以一般認為是肩關節周邊組織老化而引起。**糖尿病、巴金森氏症**等疾病容易使之惡化。另一方面，**肱二頭肌長頭肌腱炎、旋轉肌袖破裂**（請參照 P96）、**鈣化性肌腱炎**等也都可能出現肩膀周圍疼痛的症狀，必須仔細進行鑑別診斷。

 資格考中常見專門用語

活動度
關節能夠自由活動的範圍。也稱為 ROM。

黏連性肩關節囊炎
主要症狀為肩關節疼痛和關節活動度受限。

 關鍵字

巴金森氏症
一種神經退化疾病，症狀包含靜態顫抖、動作變緩慢、肌肉僵硬等。

備忘錄

五十肩
正式名稱為黏連性肩關節囊炎。日本江戶時代的國語辭典中也收錄了五十肩這項疾病名。

五十肩（黏連性肩關節囊炎）的病程分為3期。進展、病況和症狀變化如下表所示。

	急性期	慢性期	恢復期
病狀	發炎	攣縮	無
症狀	疼痛程度最為劇烈	疼痛減輕 活動度受限情況 持續存在	疼痛消失 關節活動度 有所改善
造成活動度受限 的主要原因	疼痛	攣縮	無

肩關節構造

肩關節周圍有袋狀組織的關節囊，內部充滿關節滑液。五十肩即是這個關節囊發炎，進而引發疼痛和關節活動度受限等症狀。

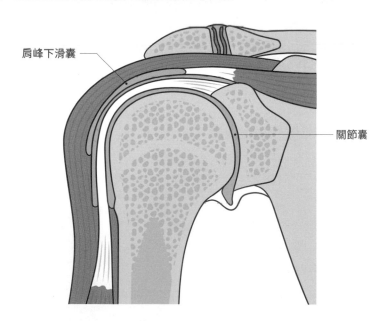

肩峰下滑囊

關節囊

旋轉肌袖破裂

重點

● 旋轉肌袖主要負責穩定肩關節活動。
● 旋轉肌袖破裂好發於60歲左右的男性。
● 年齡增長與過度使用肩膀是發病成因。

旋轉肌袖負責固定肱骨頭與關節盂

旋轉肌袖結合**肩胛骨**與**肱骨**，由深層肌肉的**棘上肌**、**肩胛下肌**、**棘下肌**、**小圓肌**4條肌肉構成。**盂肱關節**屬於**球窩關節**（請參照 P18），活動手臂時，**肱骨頭**在**關節盂**中旋轉，而旋轉肌袖的主要功用就是固定肱骨頭和關節盂，使其旋轉時不會脫出移位（請參照 P40）。位於肩胛骨的關節盂就像是個盛裝容器。

旋轉肌袖破裂是指旋轉肌袖斷裂的狀態，症狀包含疼痛和運動障礙。旋轉肌袖破裂的特徵之一是夜間疼痛，不少人因疼痛失眠而就診。破裂程度分為**完全破裂**和**局部破裂**，雖然仍舊可以抬起手臂，但運動時會產生疼痛。不同於五十肩，旋轉肌袖破裂時不會產生攣縮現象。

好發於60歲左右的男性右肩

發病高峰期是60歲左右，而且通常發生在男性的右肩。旋轉肌袖破裂的原因有**創傷性破裂**與**退化性破裂**。創傷性破裂發生於跌倒、墜落、拿取重物的時候；退化性破裂則因年齡增長、從事運動時過度使用肩膀而發病。也可能發生在晾曬衣物等日常生活動作中。

旋轉肌袖中的棘上肌肌腱通過位於**肩峰**下方的**肩峰下腔**，這個部位極為狹窄，因此最容易受到損傷，而這裡也是容易出現**夾擊症候群**的部位。

關鍵字

夾擊症候群
抬起手臂時，肩峰撞擊旋轉肌袖而引起疼痛並令人感覺卡到的症狀。

備忘錄

完全破裂與局部破裂
旋轉肌袖全層破裂的狀態稱為完全破裂。僅部分破裂的狀態稱為局部破裂。

旋轉肌袖由棘上肌、肩胛下肌、棘下肌、小圓肌4條肌肉構成。旋轉肌袖破裂是指旋轉肌袖斷裂的狀態。

旋轉肌袖

棘上肌、肩胛下肌、棘下肌、小圓肌4條肌肉構成旋轉肌袖，連結肩胛骨與肱骨。

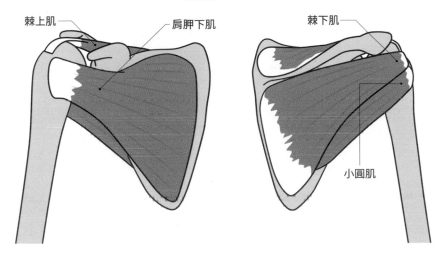

棘上肌　　　　　肩胛下肌　　　　　棘下肌

小圓肌

抬起手臂時的狀態

棘上肌肌腱通過位於肩峰下方、名為肩峰下腔的狹窄空間，因此是4條肌肉中最容易發生斷裂的部分。

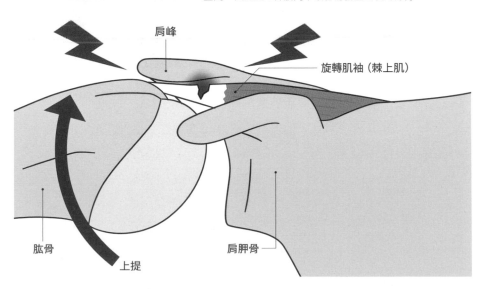

肩峰

旋轉肌袖（棘上肌）

肱骨

上提

肩胛骨

97

運動器官疾病（上肢）

扯肘症

重點

- 橈骨頭從韌帶中滑脫的半脫位狀態。
- 好發於5歲以下的孩童。
- 病狀不同於骨折，鑑別診斷非常重要。

好發於孩童的半脫位疾病

扯肘症是指手肘外側的**橈骨頭**從**橈骨環狀韌帶**中滑脫的**半脫位**狀態。這是一種好發於兒童的疾病，尤其5歲以下的孩童更為常見，女童的比率高於男童。經常發生在孩童快要跌倒時，父母急拉孩童的手臂，或者孩童跌倒用手撐地、扭轉手臂的情況下。

活動手臂時會產生疼痛感，孩童因此哭個不停，也會因為排斥疼痛而總是微微彎曲手肘且盡量保持不動的姿勢。雖然容易復發，但隨著骨骼發育完成，這種情況會逐漸減少。

鑑別診斷扯肘症或骨折

平時橈骨頭都包覆在橈骨環狀韌帶中，這個部位一旦遭到拉扯或施加扭轉力，就容易發生扯肘症。

檢查是否為扯肘症時，需要和**骨折**等其他疾病進行鑑別診斷。通常兩者間的症狀差異如下所示。

骨折會出現患部腫脹現象，扯肘症不會。骨折時因血流受阻，會出現手指變色的情況，扯肘症則不會。另外，骨折時即便不活動手臂也會產生疼痛症狀，這一點和扯肘症不一樣。

資格考中常見專門用語

橈骨環狀韌帶
以環狀方式包圍橈骨頭的韌帶，負責支撐橈骨。

關鍵字

半脫位
形成關節的骨骼滑脫，稍微偏離原本正常軌道的狀態。

扯肘症的發生原因

扯肘症經常發生在父母拉扯孩童的手臂，或者孩童跌倒時用手撐地的情況下。
這種情況會隨著骨骼發育完成而逐漸不再發生。

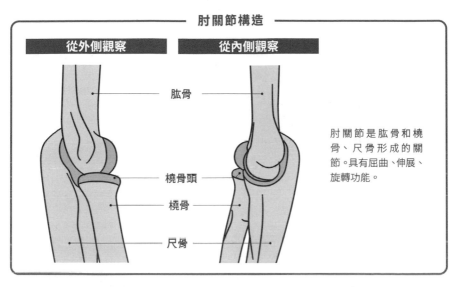

肘關節構造

從外側觀察 | **從內側觀察**

肱骨

橈骨頭

橈骨

尺骨

肘關節是肱骨和橈
骨、尺骨形成的關
節。具有屈曲、伸展、
旋轉功能。

扯肘症

手臂突然遭到拉扯，橈骨頭從橈骨環狀韌帶中滑脫，形成半
脫位狀態。容易一再復發。

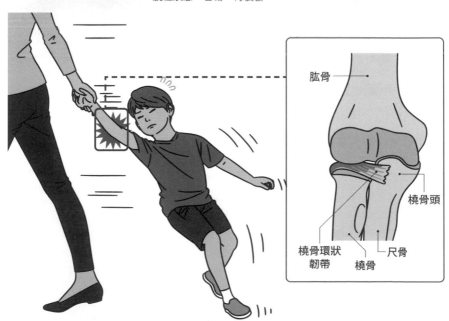

肱骨

橈骨頭

橈骨環狀
韌帶

橈骨

尺骨

希伯登氏結節

重點
- 發生在手指第一關節（DIP 關節）。
- 因發炎而出現腫脹、變形、疼痛等症狀，影響日常生活。
- 同樣有關節變形問題，容易被誤認為是類風濕性關節炎。

發生於 DIP 關節的退化性關節炎

　　希伯登氏結節是指手指第一關節 DIP 關節（遠端指間關節／請參照 P50）因不明原因而腫脹的疾病。發炎導致 DIP 關節紅腫、彎曲，並且伴隨疼痛現象。腫脹和變形情況主要發生在食指至小指數根指頭上，但也可能發生在拇指。

　　由於無法伸展 DIP 關節，彎曲手指時除了疼痛，也因為 DIP 關節活動度受限，導致手指靈活度下降。疼痛多半會隨著時間慢慢緩解，但可能留下永久的關節變形。另一方面，DIP 關節背側可能形成名為**黏液囊腫**的水疱。進行鑑別診斷時，要特別留意類風濕性關節炎一般不會發生在 DIP 關節，而是第二關節的 **PIP 關節**（近端指間關節／請參照 P50）和第三關節的 **MP 關節**（掌指關節／請參照 P50）會有腫脹與變形現象。

常見於中高齡女性

　　希伯登氏結節是**退化性關節炎**的一種。退化性關節炎是指覆蓋於關節表面的**關節軟骨**因磨損導致骨骼之間互相摩擦，進而使骨骼承載巨大負荷的疾病，罹患機率隨著年齡增長而增加，好發於40歲過後的女性。

　　另外還有一種名為**包夏氏結節**的疾病，病症類似希伯登氏結節，但通常是 PIP 關節出現腫脹與變形現象。

 資格考中常見專門用語

DIP 關節
（遠端指間關節）
最靠近指尖的關節，也稱為遠端指間關節。

🔑 關鍵字

黏液囊腫
因關節變形或發炎而在手指背側形成膠狀的囊包。

類風濕性關節炎
以多發性關節炎為主要症狀的發炎性自體免疫疾病（請參照 P170）。

✏️ 備忘錄

尚無法證實具遺傳性
根據研究報告顯示，家族成員中若有人罹患希伯登氏結節，自身罹患的機率也相對較高，但截至目前為止，尚未證實希伯登氏結節與遺傳有關。由於好發於女性，一般認為可能與女性荷爾蒙有關。另外，工作中必須大量使用手指的人，也容易出現這種症狀。

何謂希伯登氏結節

外觀

從側面觀察時，看得出第一關節（DIP 關節）腫 起 來。可能伴隨紅腫與疼痛現象。另外也可能形成名為黏液囊腫的水疱。

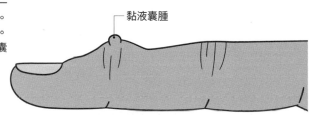

黏液囊腫

骨骼狀態

手指第一關節的骨骼發炎，引起疼痛和手指變形現象。可能發生在任何一隻手指。

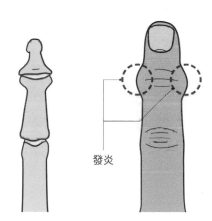

發炎

COLUMN | **何謂退化性關節炎**

　　骨骼與骨骼形成的關節表面覆蓋一層由二型膠原蛋白和蛋白多醣構成的關節軟骨。關節軟骨負責保護骨骼並吸收衝擊，然而隨著年齡增長，關節軟骨因含水量逐漸減少而失去彈性。退化性關節炎是關節軟骨退化或骨刺增生引起的疾病，主要症狀包含關節疼痛、關節活動度受限、關節變形等。根據流行病學調查，最常見的發病部位是膝蓋和腰椎，退化性膝關節炎好發於女性，腰椎退化性關節炎則好發於男性。

肱骨外上髁炎（網球肘）

- 橈側伸腕短肌起始部的肌腱發炎所引起的疾病。
- 特徵是伸展手腕時產生疼痛感。
- 好發於工作中經常需要使用手或搬運重物的人。

不打網球的人也可能因日常生活動作而發病

網球肘是指手肘外側的骨骼和**肌腱**（請參照 P12）的結合部位因脆弱而引發疼痛的疾病。因好發於網球選手而被稱為網球肘，但網球肘只是俗稱，正式名稱為**肱骨外上髁炎**。

從事高爾夫球等運動的運動員也可能罹患網球肘，但發病機率僅百分之幾。打網球時，反手拍產生的衝擊最容易誘發網球肘。除此之外，日常生活中的擰抹布、烹飪中搖晃平底鍋、工作中長時間使用電腦等的動作都可能引起疼痛等相關症狀。

常見於30～50歲的女性

造成網球肘的原因至今尚不明確，但據說隨年齡增長，肌腱損傷就容易發病。好發於30~50歲的女性，以及工作中必須經常使用雙手或搬運重物的人。

手肘外側有**橈側伸腕長肌**、**橈側伸腕短肌**和**伸指肌**等伸肌群，附著於**外上髁**。這些肌肉是手腕關節和手指關節的伸肌群，其中橈側伸腕短肌**起始部**的肌腱發炎就是網球肘。網球肘的最大特徵是彎曲手腕時不會疼痛，伸直手腕時才出現疼痛症狀。肌肉收縮使肌肉附著處的骨骼受到拉扯，造成發炎，可以透過 Thomsen 測試、抬椅子測試、中指伸直測試等檢測進行診斷評估。

資格考中常見專門用語

起始部
骨骼肌不動端。附著於骨骼的部位。

Thomsen 測試
確認是否為肱骨外上髁炎的檢測之一。患者在手肘伸直且握拳的狀態下，將手腕關節向外側翻轉，這時施測者給予相反方向的壓力。若手肘外側出現疼痛現象，表示檢測結果呈陽性。

抬椅子測試
確認是否為肱骨外上髁炎的檢測之一。患者在手肘伸直的狀態下，抓握椅背部分將椅子抬起來。若手肘外側出現疼痛現象，表示檢測結果呈陽性。

中指伸直測試
確認是否為肱骨外上髁炎的檢測之一。請患者保持手肘至手指指尖伸直的狀態，施測者下壓中指給予阻力。若手肘外側出現疼痛現象，表示檢測結果呈陽性。

備忘錄

橈側伸腕長肌和橈側伸腕短肌
兩者皆作用於手腕關節（手腕）的伸直運動。

網球肘和高爾夫球肘

即便不打網球或高爾夫球，也可能罹患網球肘或高爾夫球肘。日常生活中只要過度使用伸肌群，便容易引起發炎。

肱骨外上髁炎 （網球肘）

疼痛出現在手肘外側。多半因網球的反手拍而受傷引發，因此俗稱網球肘。

肱骨內上髁炎 （高爾夫球肘）

疼痛出現在手肘內側。若是因打網球引發，多半是出現在正手拍的情況下。

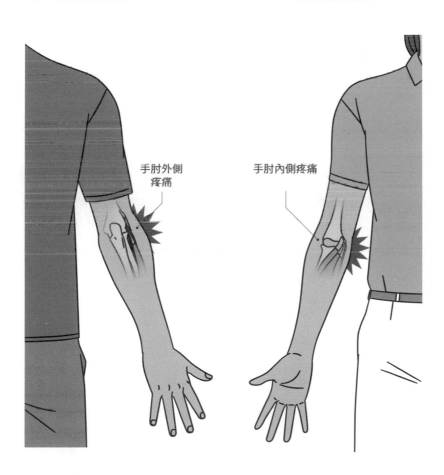

手肘外側
疼痛

手肘內側疼痛

腱鞘炎

重點
● 肌腱和腱鞘互相摩擦而引起發炎。
● 常見於扳機指和狹魁文氏症。
● 好發於懷孕、生產後或更年期的女性。

肌腱與腱鞘

腱鞘炎是指肌腱和**腱鞘**發炎，造成患部腫脹和疼痛的疾病。肌腱通過隧道狀的**韌帶性腱鞘**，作用於手指和手腕運動，一旦過度使用，造成肌腱和腱鞘激烈摩擦，便可能發病。手腕和手指上有許多肌腱和腱鞘，這種構造容易發生腱鞘炎。腱鞘炎中最常見的是**扳機指（手指屈指肌腱狹窄性肌腱鞘炎）**和**狹魁文氏症（狹窄性肌腱滑膜炎）**，俗稱媽媽手。

扳機指與狹魁文氏症

扳機指是指位於 **MP 關節（掌指關節）**手掌側的韌帶性腱鞘因腫脹導致肌腱滑動困難的狀態。過度使用手指等因素造成肌腱周圍發炎，手指根部就會出現腫脹和疼痛現象。演變成慢性發炎後，肌腱逐漸肥大，腱鞘逐漸變狹窄，進而造成肌腱無法在腱鞘中順利滑動。情況一旦惡化，用手扳動手指時，手指會如同扣扳機般**突然彈起**。扳機指好發於更年期和懷孕生產期的女性，以及經常使用手指的人。扳機指也可能是糖尿病或洗腎患者的共病症，多半出現在拇指、中指、無名指等部位。

狹魁文氏症也是腱鞘炎的一種，手腕拇指側的肌腱和韌帶性腱鞘出現腫脹和疼痛等現象。位於手腕拇指側的**外展拇長肌肌腱**和**伸拇短肌肌腱**於**第一肌腱隔間**（腱鞘部分）發炎，肌腱無法順暢滑動。與扳機指一樣，好發於更年期和懷孕生產期的女性，以及經常使用手指的人。

資格考中常見專門用語

腱鞘
肌腱結合骨骼與肌肉，腱鞘則是包覆肌腱的組織，功用是促使肌腱順暢滑動。由滑膜鞘和纖維鞘構成。

韌帶性腱鞘
韌帶性腱鞘是帶狀組織，能夠防止肌腱於關節活動時向上浮起。好比滑輪般，可以有效傳遞力量。也稱為滑車。

關鍵字

MP 關節（掌指關節）
第三節關節（手指根部的關節）。

突然彈起
病變部的手指像扣扳機般突然彈起的現象。

腱鞘炎中最常見的症狀是扳機指和狄魁文氏症。

扳機指

MP 關節的韌帶性腱鞘因腫脹造成肌腱滑動困難的狀態。手指無法靈活運作，活動時產生如同扣扳機般突然彈起的現象，因此稱為扳機指。

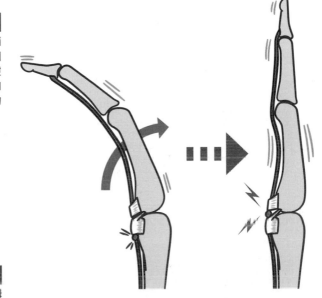

狄魁文氏症（媽媽手）

外展拇長肌肌腱和伸拇短肌肌腱在腱鞘部位發炎，導致手部無法順利活動。

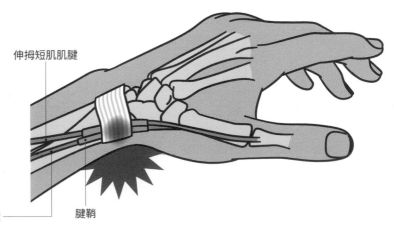

伸拇短肌肌腱

外展拇長肌肌腱

腱鞘

運動器官疾病
（上肢）

掌腱膜攣縮症

重點

● 掌腱膜的肥厚與纖維化導致手指攣縮。
● 好發於50歲過後的男性，患部多半為無名指和小指。
● 常見於糖尿病患者身上。

掌腱膜肥厚與纖維化導致手指攣縮

　　掌腱膜（Dupuytren）攣縮症是指**手掌皮膚下方**，名為**掌腱膜**的纖維性薄膜因**肥厚**、纖維化導致手指彎曲的疾病。手掌至手指部位形成**硬結節**，皮膚變得僵硬緊繃，進而使手指難以伸直且手掌無法張開。

　　掌腱膜攣縮症的初期症狀是手掌部位出現腫塊和凹陷等結節。隨著病症的進行，開始出現攣縮現象，手指逐漸彎曲。這時候因為關節活動受限，手指也慢慢變得難以伸直。雖然有些疼痛症狀，但主要是伴隨腫脹的短暫性疼痛。隨著病症的進行，手指會再也無法伸直，進而使日常生活受到影響，像是無法戴手套、洗臉時容易戳到眼睛或鼻孔等。

與腱膜的膠原蛋白異常沉積有關

　　引起掌腱膜攣縮症的原因至今尚不明確，但可能是手掌皮下、**屈肌肌腱**上方之腱膜的膠原蛋白異常沉積，進而形成**索條**所致，通常好發於50歲過後的男性，而且白人發病機率較高。據說糖尿病患者容易併發掌腱膜攣縮症，多半出現在無名指和小指，但其他手指和足底也可能發生。

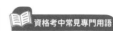

資格考中常見專門用語

硬結節
組織因發炎而變硬。

膠原蛋白
構成皮膚和軟骨等的蛋白質。約占人體蛋白質的30%。

屈肌肌腱
連接手指和屈肌的組織，作用於手指彎曲。

索條
體內製造的膠原蛋白異常沉積在手掌和手指的腱膜，進而形成粗大繩索狀的突起。

關鍵字

掌腱膜
位於手掌皮下的腱膜，呈扇形散開。

掌腱膜位在手掌皮下，呈扇形散開，功用是藉由掌長肌和掌短肌的收縮來抓握物體。

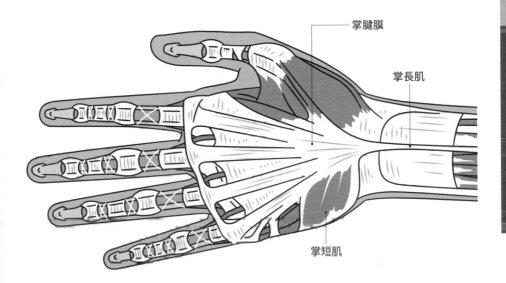

掌腱膜

掌長肌

掌短肌

掌腱膜攣縮症的症狀

掌腱膜肥厚和纖維化導致手指攣縮。好發於中年男性，也是糖尿病患者的併發症之一。

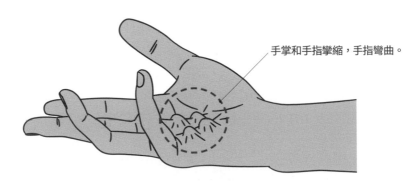

手掌和手指攣縮，手指彎曲。

運動器官疾病
（上肢）

腕隧道症候群

重點
- 腕隧道內的正中神經受到壓迫而引起陷套神經病變。
- 腕隧道內有9條肌腱和1條神經通過。
- 也可能因糖尿病、洗腎、澱粉樣蛋白疾病等引起。

正中神經受到壓迫而引起陷套神經病變

　　腕隧道症候群是指某些因素造成腕隧道內的**正中神經**受到壓迫，進而引發的**陷套神經病變**。手掌根部有一個隧道狀空間，名為腕隧道，由腕骨和**橫腕韌帶（屈肌支持帶）**構成。這個空間裡有9條手指屈肌肌腱和正中神經通過。橫腕韌帶包圍腕隧道裡的9條肌腱和正中神經，腕隧道內壓力上升導致橫腕韌帶壓迫正中神經，就會引起手掌側的拇指、食指、中指發麻與疼痛。尤其半夜或天亮時特別疼痛，甚至可能痛醒。情況惡化時，拇指根部的**大魚際肌**會萎縮，手掌無法抓握物體。早上起床時手部僵硬也是常見症狀，通常甩甩手後會比較舒服（**flick sign**）。

好發於中高齡女性和孕婦

　　致病原因尚不明確，但多半為**突發性**，好發於中高齡女性、孕婦、過度使用手部的人和運動選手。也可能因手腕骨折、**腱鞘囊腫**（請參照 P174）等**腫瘤**、糖尿病、**洗腎**、**澱粉樣蛋白疾病**等因素而引起。

　　腕隧道內的肌腱與肌腱之間、肌腱與神經之間有**滑膜組織**，功用類似潤滑液，能夠幫助肌腱和正中神經順利滑動。當這個潤滑組織因病增生或硬化，導致腕隧道內壓力上升而壓迫正中神經，就會引發腕隧道症候群。

資格考中常見專門用語

陷套神經病變
周邊神經受到壓力而引發的神經病變。

橫腕韌帶
形成腕隧道的韌帶。

關鍵字

澱粉樣蛋白疾病
澱粉樣蛋白是纖維狀的蛋白質，沉積在多個內臟並引起功能障礙時，通稱為澱粉樣蛋白疾病。

腱鞘囊腫
關節周圍形成的腫瘤，內有果凍般的膠狀物。多半出現在手腕部位。

腕隧道內部呈中空隧道狀，有9條肌腱（屈肌肌腱）和1條神經（正中神經）通過。

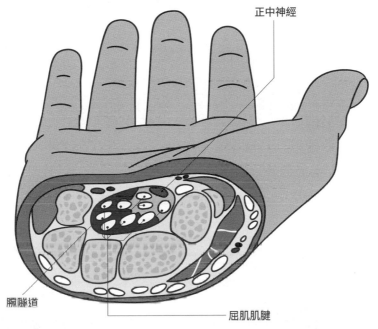

正中神經

腕隧道

屈肌肌腱

正中神經受到壓迫所引起的臨床症狀（腕隧道症候群）

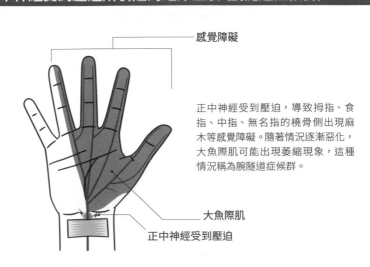

感覺障礙

正中神經受到壓迫，導致拇指、食指、中指、無名指的橈骨側出現麻木等感覺障礙。隨著情況逐漸惡化，大魚際肌可能出現萎縮現象，這種情況稱為腕隧道症候群。

大魚際肌

正中神經受到壓迫

肘隧道症候群

重點

- 肘隧道內尺神經受到壓迫而引起陷套神經病變。
- 周邊神經病變中最常見的疾病。
- 小指和無名指麻木，精細動作的控制變困難。

尺神經受到壓迫而引起陷套神經病變

肘隧道症候群是指位於手肘內側的**尺神經**受到拉扯或壓迫而引起的**陷套神經病變**。位於手肘內側的**內上髁**上方有個名為**肘隧道**的隧道狀空間，內有尺神經通過。肘隧道由骨骼和韌帶形成，由於空間狹窄，神經受到壓迫時容易引起神經病變。

尺神經支配小指側的感覺，一旦尺神經受到壓迫，小指和無名指的小指側容易出現麻木、感覺遲鈍等現象。而拿筷子、扣鈕扣等精細動作也會跟著變困難，若置之不理，指尖將逐漸無法出力，終至手指感覺消失。

周邊神經病變中第二常見的疾病

肘隧道症候群好發於工作中大量使用手肘的人、運動選手，以及小時候手肘曾經骨折過的人。肘隧道症候群是周邊神經病變中第二常見的疾病，致病原因如下。

- 過度使用手肘使手肘周圍的肌肉因發達而**肥厚**。
- 手肘處形成**腱鞘囊腫**（請參照 P174）等腫瘤。
- 年齡增長使形成肘隧道的骨骼逐漸隆起，導致骨骼變形（**退化性肘關節炎**）。
- 骨折或脫臼造成手肘變形（特別是孩童肱骨外上髁骨折後的肘外翻）。

資格考中常見專門用語

尺神經
通過尺骨旁的神經組織。缺乏骨骼和肌肉保護的最大神經，負責支配小指和無名指的小指側感覺。

陷套神經病變
周邊神經受到壓力而引發的神經病變。

關鍵字

退化性肘關節炎
大量且過度使用手肘造成緩和衝擊力的關節軟骨磨損、骨骼變形、形成骨刺，通常會伴隨疼痛症狀。

肘隧道

肘隧道是指歐氏韌帶正下方的隧道狀構造，也包含滑車上肘韌帶形成的隧道狀部分。

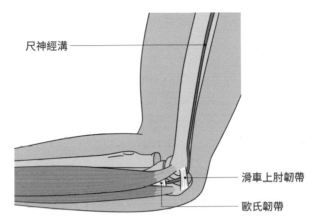

尺神經溝

滑車上肘韌帶

歐氏韌帶

肘隧道症候群引起的障礙

發麻部位

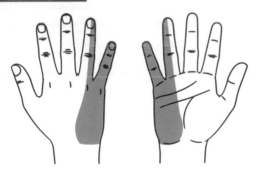

尺神經支配小指、無名指的小指側半邊（手掌側）。同部位出現麻木、感覺遲鈍、屈曲障礙等現象，精細動作也變得困難。

症狀

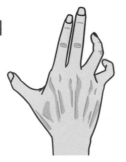

神經麻痺症狀持續惡化，恐造成手部肌肉萎縮、無名指和小指變形。

槌狀指

- 手指變形後的形狀宛如木槌，因此取名為槌狀指。
- 區分為腱性槌狀指和骨性槌狀指。
- 若放置不管，未能適時治療，恐惡化成鵝頸指畸形。

變形為木槌形狀

　　槌狀指是指外傷等造成手指第一關節的 **DIP 關節**（**遠端指間關節**／請參照 P50）變形成木槌狀的疾病。屬於打球時手指撞擊球等瞬間發生的**手指挫傷**的一種，DIP 關節受到往屈曲方向的外力而受損，進而導致**手指伸展功能**異常。

　　槌狀指多發生在球類運動中，好發於中指和無名指。像是排球運動中的上手接球或攔網時、籃球運動中的傳球時。另一方面，槌狀指也經常發生在棒球的捕手和守備球員身上。

腱性槌狀指和骨性槌狀指

　　槌狀指的主要臨床症狀包含 DIP 關節變形引起疼痛、腫脹、**發紅**，以及無法靠自己的力量伸直手指（**無法主動伸直**），但可以使用另外一隻手協助手指伸直（**可以他動伸直**）。槌狀指分為外力造成肌腱斷裂的**腱性槌狀指**，以及 DIP 關節內肌腱附著的骨骼局部骨折的**骨性槌狀指**。其中骨性槌狀指可能伴隨遠端指骨的**撕裂性骨折**和遠端指骨掌側的**半脫位**（請參照 P98）。不同情況各有不同的治療方式，務必透過 X 光攝影檢查加以確認。若放置不管，未能適時治療，恐演變成像天鵝頸般彎折的**鵝頸指畸形**。

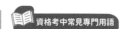
資格考中常見專門用語

手指伸展功能
指的是手指彎曲和伸直的功能。

關鍵字

撕裂性骨折
肌肉劇烈收縮導致附著處的局部骨骼撕脫出來的骨折。

備忘錄

槌狀指引發的手指變形
手指像天鵝頸般彎折的鵝頸指畸形、中央束破裂產生的鈕扣指變形，以及爪形畸形等。

槌狀指的原因和外觀

屬於手指挫傷的一種。DIP 關節（第一關節）遭強制屈曲，導致手指難以伸直。

原因

手指指尖直接撞擊球面所造成。好發於中指和無名指。手指挫傷可能進一步引起骨折、韌帶損傷、脫臼，也可能伴隨手指變形。

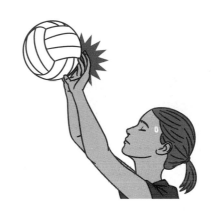

外觀

手指挫傷引起槌狀指時，手指第一關節彎曲，像是木槌形狀。無法靠自己的力量伸直手指，但可以用手將其扳直。分為腱性槌狀指和骨性槌狀指（插圖為腱性槌狀指）。隨著症狀惡化可能演變成鵝頸指畸形。

槌狀指

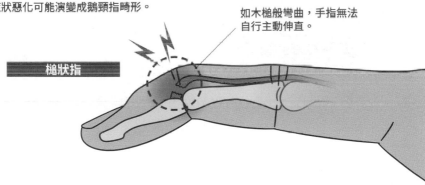

如木槌般彎曲，手指無法自行主動伸直。

鵝頸指畸形

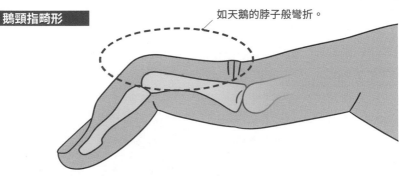

如天鵝的脖子般彎折。

113

遠端橈骨骨折

重點
● 跌倒時高機率發生的骨折。
● 好發於停經後患有骨質疏鬆症的女性。
● 依骨折線和骨片移位方向區分骨折類型。

好發於患有骨質疏鬆症的女性

　　遠端橈骨骨折通常發生於跌倒並反射性以手撐地的時候。構成前臂2根長骨中的**橈骨**，其手腕附近的**遠端**部位發生骨折。停經後患有**骨質疏鬆症**（請參照 P164）的女性，跌倒時尤其容易發生遠端橈骨骨折。骨質疏鬆症使骨骼形成許多中空孔隙，導致即便在相對安全的家裡也可能因跌倒而骨折。遠端橈骨骨折的特徵是手腕關節強烈疼痛與腫脹、**關節活動度**受到限制。除了高齡者，年輕人也可能因騎機車或腳踏車跌倒、運動、交通事故等意外而發生遠端橈骨骨折。

依照骨折時的移位方向進行分類

　　遠端橈骨骨折依照骨折時的**移位**方向進行分類。骨折後向背側（手背）移位稱為**科雷氏骨折**（Colles' fracture），這是最常見的類型。手腕變形像叉子般的形狀，稱為**銀叉式變形**。科雷氏骨折的併發症包含**腕隧道症候群**（請參照 P108）、**正中神經病變、退化性腕關節炎、伸拇長肌肌腱（EPL）皮下斷裂**等。另一方面，骨折後向手掌側移位則稱為**史密斯氏骨折**（Smith's fracture），通常是在手握腳踏車龍頭的狀態下跌倒而造成。

　　骨折部位若發生在手腕關節，稱為**巴頓骨折**（Barton's fracture）。伴隨手腕關節背側移位的骨折，稱為**背側型巴頓骨折**；伴隨手腕關節掌側移位的骨折，則稱為**掌側型巴頓骨折**。

資格考中常見專門用語

遠端
遠端側是指距離軀幹較遠的那一側。這裡的遠端是指距離軀幹較遠的骨端，距離軀幹較近的骨端則稱為近端。

關鍵字

移位
骨骼位置偏移的狀態。骨折等造成骨片偏離原本的所在位置。

科雷氏骨折的特徵

橈骨遠端的骨折中，最常見的是科雷氏骨折。斷裂的遠端骨向背側移位，造成患部向上隆起而產生叉子形狀的變形。

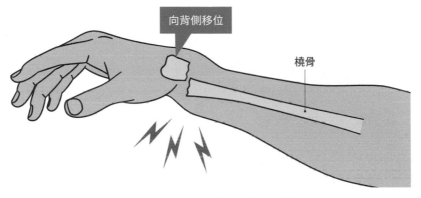

患有骨質疏鬆症的女性跌倒時若以手撐地，
容易發生科雷氏骨折。

遠端橈骨骨折的種類

遠端橈骨骨折依遠端骨片或腕骨移位方向進行分類。

種類	移位骨片	移位方向
科雷氏骨折	遠端骨片	背側
史密斯氏骨折	遠端骨片	掌側
巴頓骨折	腕骨（關節內骨折）	可能往背側，也可能往掌側移位。分別稱為背側型巴頓骨折和掌側型巴頓骨折。

備受矚目的運動醫學

　　運動愈來愈普及，從小孩到成人都參與其中。除此之外，在迎來高齡社會的日本，運動更在促進健康方面占有一席重要地位。因此，近年來「運動醫學」備受世人關注。所謂的運動醫學，是針對運動員、從事運動的人在運動過程中發生的傷害進行治療、預防和指導正確身體使用方法的醫學領域。

　　運動醫學處理的問題主要是運動過程中發生的傷害，可分為「運動造成的急性傷害」和「運動造成的累積性傷害」。運動造成的急性傷害包括骨折、扭傷、脫臼等受傷引起的問題。而運動造成的累積性傷害則是沒有明確原因，但因反覆施加壓力而造成的損傷，例如過度使用身體某個部位而引起阿基里斯腱炎、網球肘、棒球肘等。發生運動造成的急性傷害時，治療方式雖然會根據受傷部位和程度而有所不同，但大多數情況下採取保守治療（請參照 P86），症狀通常會隨著時間而趨緩，相對容易進行治療與擬定復健計畫。另一方面，運動造成的累積性傷害發生原因五花八門，再加上本人可能完全沒有察覺，因此多半需要長期治療。

　　在運動愈來愈受歡迎的現代，不少兒童從小開始從事運動，然而兒童還處於發育階段，更容易出現發生累積性傷害而不自知的情況。棒球是特別受歡迎的運動項目之一，日本臨床運動醫學會為了避免兒童長期受到嚴重運動傷害，提出了「針對青少年棒球傷害的建議」，以期減輕孩童的身體負擔。

　　根據建議，最理想的投球數（含比賽在內），小學生為每天 50 球／每週 200 球以內；國中生為每天 70 球／每週 350 球以內；高中生為每天 100 球／每週 500 球以內，此外也針對練習時間提出非常縝密的建議。

第 4 章

運動器官疾病（下肢）

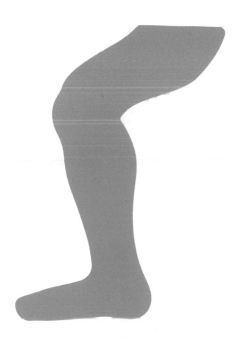

運動器官疾病
（下肢）

股骨頸骨折

重點
- 股骨近端部位最常發生的骨折類型。
- 骨折後會產生劇烈疼痛和行走困難等症狀。
- 是高齡者臥床不起的原因之一。

髖關節部位骨折中最常見的一種

雙腿根部的**髖關節**是連接大腿骨的**股骨**和**骨盆**的關節。股骨上端呈球狀的部位是**股骨頭**，延續在股骨頭下方呈凹陷狀的部位是**股骨頸**。股骨頸是肌肉附著處，連接至突出的**轉子部**。

股骨頸骨折是指發生在股骨最細部位的骨折。髖關節部位的骨折幾乎由**股骨頸**、**股骨轉子部**和**股骨轉子下**3個部位包辦。股骨頸部位骨折會出現髖關節劇烈疼痛、無法站立也無法走路的情況。股骨頸骨折通常會根據 X 光影像中骨折部位的移位程度，進行 **Garden 分類**（**Garden stage**），共分為4型（請參照下頁「COLUMN」介紹）。

高齡者臥床不起的原因之一

60歲以上的高齡者發生股骨頸骨折的機率會隨年齡而增加，70歲過後更是急遽攀升，尤其容易發生在女性身上，男女比例為1：4。引起骨折的原因多為在室內等場所跌倒，只要輕度外力即可能造成骨折。會發生這種情況，多半是因為患者本身為高齡者，再加上罹患讓骨骼變脆弱的**骨質疏鬆症**（請參照 P164）。而年齡增長造成運動能力和視力下降也是助長骨折發生的因素之一。

迎來高齡社會的日本，股骨頸骨折患者有逐年增加的傾向，這也是造成高齡者臥床不起和足不出戶的主要原因，已成了一種社會問題。

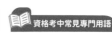
資格考中常見專門用語

髖關節
位於雙腿根部的關節。

股骨轉子部
突出的轉子部接續在肌肉附著處的股骨頸下方。

股骨的構造

股骨的構造如下所示。

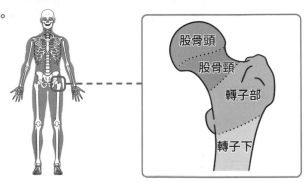

股骨頭
股骨頸
轉子部
轉子下

股骨骨折的分類

股骨部位的骨折除了股骨頸骨折之外，還有股骨頭骨折、股骨轉子部骨折等，依骨折部位分類如下。

分類	骨折部位	特徵
股骨頭骨折	股骨頭	●關節內骨折 ●常因車禍而發生
股骨頸骨折	股骨頸	●關節內骨折，股骨頸內側骨折 ●容易發生在高齡者跌倒時 ●骨折後因血流供應受阻，內固定術（請參照 P90）容易有不癒合的問題，適合使用半人工髖關節置換術或人工關節置換（請參照 P90）等術式
股骨轉子部骨折	轉子部	●關節外骨折，股骨頸外側骨折 ●容易發生在高齡者跌倒時 ●骨折後不會影響血流供應，一般多採用內固定術（請參照 P90）
股骨轉子下骨折	轉子下	●關節外骨折 ●常因車禍而發生 ●容易發生移位現象，必須使用髓內釘或骨板固定（請參照 P90）

COLUMN 表示移位程度的 Garden 分類

　　Garden 分類（Garden stage）依骨折後移位程度分為4型。第1型：不完全骨折，僅局部骨裂的狀態。第2型：完全骨折但不移位的狀態。第3型：完全骨折且移位的狀態。第4型：伴隨高度移位的完全骨折狀態。

退化性髖關節炎

重點
- 髖關節的軟骨磨損，髖臼和股骨頭逐漸變形。
- 髖關節是球窩關節，活動範圍大且自由度高。
- 日本人多因髖臼發育不良而產生退化性關節炎。

軟骨磨損變形的漸進性疾病

退化性髖關節炎是一種髖關節軟骨逐漸磨損的漸進性疾病。髖關節是股骨和骨盆形成的球窩關節，股骨上端呈球狀，骨盆的髖臼窩呈圓形內凹狀，緊密包覆股骨上端部位。由於構成髖關節的股骨呈球狀，因此髖關節的活動範圍大且自由度高。

退化性髖關節炎的起因是作為關節緩衝作用的軟骨因磨損，導致骨盆側的內凹髖臼和股骨前端的股骨頭變形。症狀包含疼痛、活動範圍受限（請參照P94）、跛行等。疼痛為最常見的症狀，行走時鼠蹊部和大腿部位出現疼痛感。隨著病症惡化，跛行情況會更為顯著。

好發於40~50歲以上的女性

退化性髖關節炎分為兩種，一種為沒有明確原因，因年齡增長或體重增加等因素所引起的原發性髖關節炎，另一種為髖臼發育不良或發展性髖關節發育不良等因素引起的繼發性髖關節炎。髖臼發育不良是髖臼窩過淺或面向不正確，導致股骨側的軟骨因磨損而引起發炎。

相對於外國人多為原發性髖關節炎，日本人幾乎都是繼發性髖關節炎，而且據說大約8成都是髖臼發育不良所引起。好發於40~50歲以上的女性，長時間站立工作的人、從事搬運重物工作的人也是高風險族群。

資格考中常見專門用語

髖臼
即髖臼窩，形狀像臼一樣向內凹陷的部分。

關鍵字

軟骨
覆蓋於骨骼關節面的組織。由大約70%的水和玻尿酸、膠原蛋白等構成。

跛行
拖著腳走路的狀態。

退化性髖關節炎的致病機轉

好發於高齡女性，致病原因多為髖臼發育不良。

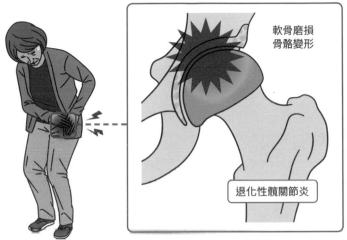

軟骨磨損
骨骼變形

退化性髖關節炎

骨骼與骨骼之間的軟骨磨損，使間隙逐漸消失。
骨骼變形導致髖關節腫痛。

退化性髖關節炎的症狀

退化性髖關節炎產生的症狀如下表所示。

階段	髖關節狀態	症狀
初期	●關節軟骨開始磨損	●站起身時或剛起步走路時，感覺大腿根部疼痛
進展期	●關節軟骨持續磨損	●行走時疼痛加劇 ●穿鞋、蹲踞等日常動作逐漸變得困難
末期	●髖關節變形	●大腿根部無法伸直 ●有跛行情況 ●左右腳長度不一致

第 4 章

運動器官疾病（下肢）

退化性髖關節炎

股骨頭壞死

- 供應股骨頭的血流中斷，造成股骨頭缺血壞死的狀態。
- 分為創傷性和非創傷性。
- 股骨頭缺血性壞死是難治傷病的一種。

供應股骨頭的血流中斷導致股骨頭壞死

　　股骨頭壞死是指供應**股骨頭**的血流不足或中斷，進而使骨骼**壞死**的疾病。壞死的骨骼無法復原，變脆弱的骨骼承受不住體重等壓力，導致股骨頭塌陷。骨骼一旦壞死，周圍的軟骨也會隨之劣化。

　　初期症狀是突如其來的髖關節疼痛，多半2至3週後會自然緩解。隨著病情進展，會變成持續性的疼痛，且髖關節或股骨變形會導致活動度受限，出現**間歇性跛行**（請參照 P141「COLUMN」）現象。在骨骼壞死的起始階段不會有疼痛感，進展至股骨頭崩壞時才開始出現疼痛症狀。

分成創傷性和非創傷性

　　股骨頭壞死分為原因明確的**創傷性**股骨頭壞死，以及原因不明的**非創傷性**股骨頭壞死。其中非創傷性股骨頭壞死被列為**難治傷病**。創傷性股骨頭壞死的起因包含**股骨頸骨折**（請參照 P118）、髖關節脫臼等外傷，以及放射線治療、**減壓病**等。另一方面，非創傷性股骨頭壞死的起因則有酗酒、使用過量**類固醇**等。

　　股骨頭壞死好發於30~40歲，但任何年齡都有發生的可能性。一旦延誤治療時機，恐怕會演變成**退化性髖關節炎**（請參照 P120），請務必及早診斷、及早治療。

 資格考中常見專門用語

壞死
細胞死亡的狀態。

 關鍵字

類固醇
以人工方式合成腎上腺分泌的腎上腺皮質素所製成的藥物。主要用途為抗發炎作用、免疫抑制作用。

減壓病
水肺潛水等潛入水中時引起的身體不適疾病。發生於潛水後浮出海面這類從高壓往低壓環境移動的時候。

 備忘錄

難治傷病
致病機轉不明，難以擬定治療方針的罕見疾病，通常需要長期療養。目前日本的國家指定難治傷病（需要醫療費補助）共有 338 種。包括後縱韌帶骨化症（請參照 P148）、僵直性脊椎炎（請參照 P156）、抗維生素 D 佝僂病（骨軟化症）（請參照 P166）、克隆氏症、全身性紅斑狼瘡、巴金森氏症等。

供應股骨頭的血液

通往股骨頭的動脈包含股骨頭韌帶動脈、內側／外側旋股動脈等。

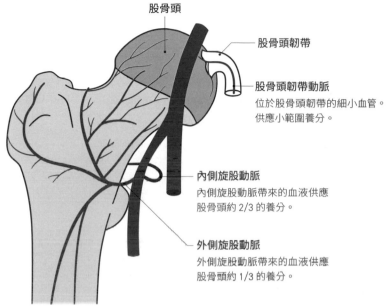

股骨頭

股骨頭韌帶

股骨頭韌帶動脈
位於股骨頭韌帶的細小血管。
供應小範圍養分。

內側旋股動脈
內側旋股動脈帶來的血液供應
股骨頭約 2/3 的養分。

外側旋股動脈
外側旋股動脈帶來的血液供應
股骨頭約 1/3 的養分。

※「供應養分」是指血管分布於該處並輸送氧氣和營養素。

股骨頭壞死的進展過程

股骨頭壞死是指股骨頭細胞失養壞死，進而軟化塌陷並引發疼痛的現象。

正常狀態	發生壞死現象	症狀持續進展
股骨頭與關節保持一定程度的縫隙。	股骨頭壞死，承受巨大壓力。	股骨頭塌陷，軟骨劣化。

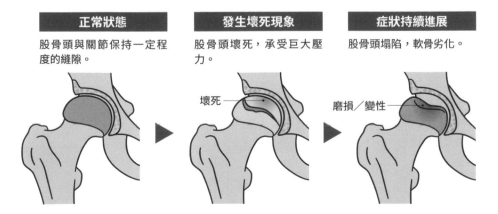

壞死

磨損／變性

123

半月板破裂

重點
- 半月板是負責緩衝與避震，並穩定膝關節的纖維軟骨。
- 好發於運動競賽，此外也會因為年齡增長和先天性因素而發病。
- 若演變成慢性損傷，會增加退化性膝關節炎的風險。

半月板吸收衝擊以確保膝關節穩定性

半月板介於**股骨**和**脛骨**之間，是呈月牙狀的**纖維軟骨**組織，位於**膝關節**的內側與外側。位於膝關節內側的稱為**內側半月板**，位於外側的稱為**外側半月板**（請參照 P66）。半月板具緩衝效果，負責吸收外來衝擊力以確保膝關節的穩定性。

半月板受損時，除了關節腫脹和疼痛，伸展膝關節時會有種被卡住、**扣住**的感覺。另一方面，由於破裂的半月板卡在關節隙縫中，會產生膝關節無法屈曲與**伸展**的**卡鎖**現象。半月板破裂經常伴隨**前十字韌帶損傷**，反過來說，也可能是因為前十字韌帶受損而誘發半月板破裂。

變成慢性損傷的話可能惡化成
退化性膝關節炎

半月板具有彈性，非常容易受到膝蓋扭轉動作的影響。因此，運動中跳躍著地時，容易因為膝關節**外翻屈曲**加扭轉而造成半月板受損。除此之外，年齡增長造成半月板變形或半月板先天性呈圓盤狀都可能導致半月板破裂。

半月板破裂依形狀分為**縱向破裂**、**放射狀破裂**、**退化型破裂**、**水平破裂**等類型。變成慢性損傷後可能引起**關節炎**，甚至演變成**退化性膝關節炎**。

資格考中常見專門用語

前十字韌帶
支撐膝關節的韌帶之一。

關節炎
關節內發炎的狀態。

半月板破裂的分類

半月板破裂依破裂形狀分為縱向破裂、放射狀破裂、退化型破裂、水平破裂等。

分類		特徵
縱向破裂		●半月板呈縱向破裂的損傷 ●多為年輕人從事運動時因外傷而引起
放射狀破裂		●半月板像要被切斷般出現龜裂的損傷 ●常於膝關節扭傷時發病
退化型破裂		●半月板隨年齡增長而變脆弱，一旦將力量施加於半月板上，就容易引起損傷 ●好發於高齡者
水平破裂		●半月板呈水平方向破裂的損傷 ●常見於兒童和中高齡者

Athletics Column

運動競賽造成半月板破裂

運動競賽中受傷在所難免，而運動造成的膝蓋傷害包含骨折、韌帶損傷、軟骨或半月板破裂，其中最常見的是半月板破裂和韌帶受損，尤其在籃球或排球運動中，跳躍後著地時最容易發生。其他像是橄欖球等難免會有肢體接觸的運動，膝蓋遭到撞擊或跑步時都可能發生。如果是輕症，只需要進行患部固定、服用止痛藥等保守治療，但重症則必須進行外科手術。激烈運動可能反覆造成損傷，所以事前預防更加重要，平時務必進行肌肉訓練與多做伸展操，運動前也要確實做好熱身準備。

阿基里斯腱斷裂

● 阿基里斯腱連接小腿三頭肌和跟骨，是人體最大的肌腱。
● 好發於30~50歲熱愛運動的人。
● 高齡者跌倒時也可能發生。

阿基里斯腱是人體最大的肌腱

　　阿基里斯腱斷裂是運動傷害等造成的肌腱損傷。阿基里斯腱是連接小腿肚的**小腿三頭肌**（由**比目魚肌**和**腓腸肌**構成）和**跟骨**的**肌腱**。全長20㎝左右，作用於踮腳尖或跳躍動作，是人體最大且最強韌的肌腱。阿基里斯腱會隨著年齡增長而逐漸**退化變性**，據說會在30歲前後開始逐漸失去柔軟性。

　　阿基里斯腱斷裂時，會有一種小腿三頭肌至**踝關節**一帶遭人踹踢，或者被棍棒敲打的感覺，而且還會聽到「啵」或「啪」的**撕裂聲**，受傷後無法踮腳尖。除此之外，也會出現阿基里斯腱疼痛的受傷腳使不上力的現象。剛受傷時無法行走，但一陣子過後會自然慢慢地恢復行走能力。

高齡者跌倒時也可能發生阿基里斯腱斷裂

　　造成阿基里斯腱斷裂的原因多半是在運動時受傷。好發於網球、羽毛球、排球等運動項目，尤其容易在跑、跳這類阿基里斯腱承受強大力量的瞬間發生。阿基里斯腱斷裂也經常發生在中高齡的運動愛好者身上，以及久違地從事運動、參加小孩運動會等情況。另一方面，高齡者跌倒或從床上摔落等意外也可能造成阿基里斯腱斷裂。

資格考中常見專門用語

比目魚肌
組成小腿三頭肌的肌肉之一，位於腓腸肌的內側。

腓腸肌
組成小腿三頭肌的肌肉之一，位於比目魚肌的外側。腓腸肌和比目魚肌的肌腱匯合後形成阿基里斯腱。阿基里斯腱附著於跟骨上。

退化變性
組織的形狀產生變化，功能降低。

備忘錄

撕裂聲
受傷時患者本身也會聽到「啵」或「啪」的撕裂聲。

阿基里斯腱的構造

阿基里斯腱連接小腿三頭肌（由比目魚肌和腓腸肌組成）和跟骨，是人體最大的肌腱。

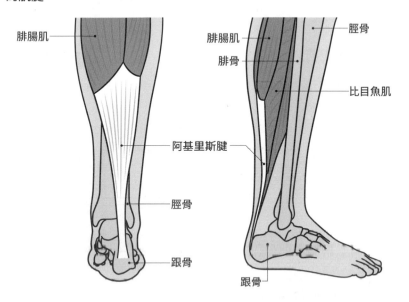

腓腸肌

腓腸肌
腓骨

阿基里斯腱

脛骨

跟骨

脛骨

比目魚肌

跟骨

阿基里斯腱斷裂的症狀

阿基里斯腱斷裂常發生於網球、劍道、排球等需要瞬間快速移動的運動中，此外高齡者跌倒時也可能發生。

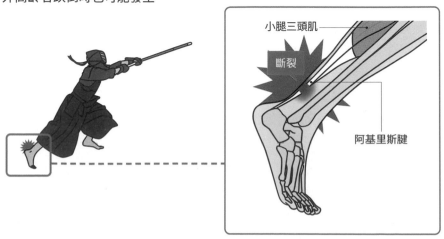

小腿三頭肌

斷裂

阿基里斯腱

拇趾外翻

重點
- 單側足部由28塊骨骼排列而成。
- 拇趾外翻的定義是拇趾外翻角大於20度。
- 因足弓構造坍塌而發病。

拇趾外翻是足弓構造坍塌造成的

單側足部由28塊骨骼構成，骨骼透過**韌帶**和肌腱連結在一起，而各骨骼周圍又有肌肉，形成足部。足部有**內側縱弓、外側縱弓、橫弓**3個**足弓構造**（請參照P76），負責輔助全身平衡和緩和來自地面的衝擊。足弓構造一旦崩塌，就容易引起各種足部問題。

拇趾外翻就是其中一種，這是拇趾朝食趾側呈「く字形」彎曲變形的狀態。

拇趾外翻的嚴重程度

根據拇趾外翻的臨床指南，拇趾外翻的定義為**拇趾外翻角（HV角）**大於20度。另外，根據嚴重程度分類，HV角20~30度為輕度，30~40度為中度，超過40度為重度。

造成拇趾外翻的原因可分為遺傳或性別差異的內在因素，以及鞋子或年齡增長等外在因素。拇趾外翻好發於女性，但一般認為，主要原因是女性較常穿高跟鞋或尖頭鞋，導致腳趾承受過大負荷。

此外，研究報告（請參照下頁的「COLUMN」）顯示，拇趾比食趾長的**埃及腳**類型足部較容易受到鞋子和**負重**的影響，相對於**希臘腳**和**正方形腳**，更容易出現拇趾外翻現象。

資格考中常見專門用語

內側縱弓
亦即我們一般常說的足弓。這個部位坍塌會變成扁平足。

拇趾外翻角（HV角）
第1近端趾骨軸和第1蹠骨軸所形成的角度。HV角為Hallux Valgus Angle的簡稱。

負重
承載身體重量的意思。

拇趾外翻角的定義為第1近端趾骨和第1蹠骨所形成的角度大於20度。

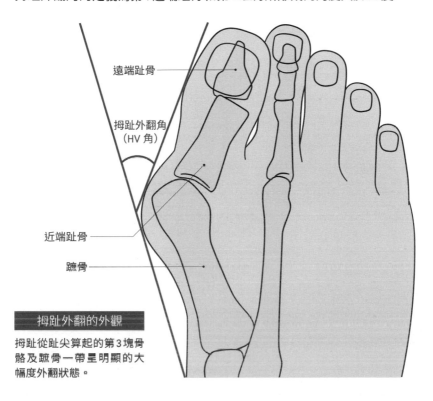

遠端趾骨

拇趾外翻角
（HV 角）

近端趾骨

蹠骨

拇趾外翻的外觀

拇趾從趾尖算起的第3塊骨
骼及蹠骨一帶呈明顯的大
幅度外翻狀態。

COLUMN ### 足部形狀分為3種類型

　　人類的足部分為「埃及腳」、「希臘腳」、「正方形腳」3種類型。挑鞋的時候，足部形狀是重要依據之一，尤其是有拇趾外翻情況時，穿了不合腳的鞋容易造成外翻惡化，務必格外留意。埃及腳是指拇趾最長的腳型，據說日本人多半是這種腳型。行走時拇趾容易倒向小趾側，因此容易演變成拇趾外翻。希臘腳是指食趾最長的腳型，歐美人普遍屬於這種腳型，據說相對不容易產生拇趾外翻現象。正方形腳是指每隻腳趾的長短都差不多的腳型，在日本人之中較為少見。

運動器官疾病（下肢）

前十字韌帶損傷

重點
- ●膝關節是人體關節中負重最重的關節之一。
- ●在運動傷害中發生機率很高。
- ●若沒有及時治療，恐造成半月板和軟骨損傷。

前十字韌帶維持膝關節的穩定性

前十字韌帶是**膝關節**關節囊中的一條韌帶，從**股骨**後方延伸至**脛骨**前方，作用於防止膝關節**過度伸展**。膝關節內以前十字韌帶為首，還包含從下後方延伸至上前方的**後十字韌帶**、防止關節內左右移動的**內側副韌帶**和**外側副韌帶**，總共4條韌帶。韌帶與具緩衝功用的纖維軟骨**內側半月板**和**外側半月板**共同維持膝關節的穩定性。

好發於運動的過程中

前十字韌帶損傷好發於運動的過程中，受傷機轉分為**接觸性**和**非接觸性**2種類型，是運動累積性傷害中最常見的一種。接觸性損傷好發於橄欖球、美式足球、柔道等運動中，因膝關節直接受到外力撞擊所導致。另一方面，非接觸性損傷則好發於籃球、足球、排球等跳躍後著地或急遽轉換方向、急煞等動作中，因膝關節異常旋轉所導致。

受傷時除了會聽到「啪」的**撕裂聲**（請參照P126），還會出現**腿軟**（膝蓋無力的感覺）的現象。

前十字韌帶損傷後，會出現膝蓋疼痛、腫脹、關節活動度受限、肌力下降等症狀。而膝關節不穩定可能進一步誘發半月板和軟骨受損。據說比起男性，女性更容易發生前十字韌帶損傷。

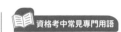

資格考中常見專門用語

過度伸展
伸展膝關節或肘關節時，關節伸展角度超過筆直180度的狀態。

膝關節的韌帶構造

前十字韌帶連接股骨和脛骨，主要負責穩定膝關節。

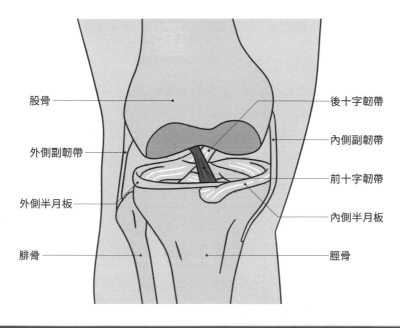

股骨

外側副韌帶

外側半月板

腓骨

後十字韌帶

內側副韌帶

前十字韌帶

內側半月板

脛骨

前十字韌帶損傷的受傷機轉

前十字韌帶損傷經常發生在運動的過程中，尤其是跳躍後著地時或轉換方向時。

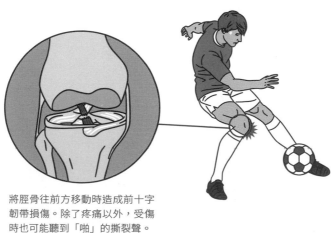

將脛骨往前方移動時造成前十字韌帶損傷。除了疼痛以外，受傷時也可能聽到「啪」的撕裂聲。

131

運動器官疾病
（下肢）

踝關節外側韌帶損傷

- 在踝關節韌帶中，外側韌帶最容易發生損傷。
- 踝關節的內翻活動度很大。
- 韌帶損傷（扭傷）根據受損程度分為3個階段。

踝關節容易發生內翻扭傷

在**踝關節韌帶損傷**的案例中，**踝關節外側韌帶損傷**占了大半。踝關節韌帶損傷就是我們平時常說的**扭傷**，因關節扭轉而發生，支撐關節的韌帶呈現遭到拉扯或撕裂的狀態。

踝關節由**脛骨、腓骨**和**距骨**構成，腓骨側有**外側韌帶**包圍，而外側韌帶由**前距腓韌帶、後距腓韌帶、跟腓韌帶**組成。踝關節內翻時，外側韌帶受到拉扯。就踝關節的構造而言，內翻的活動範圍比外翻大，施加內翻力量時可能使韌帶受到拉扯而損傷。

好發於運動的過程中

踝關節外側韌帶損傷大多發生在運動的過程中，但在行走時因高低落差而絆倒也有可能導致損傷。在運動項目中，打籃球或打排球時的跳躍著地動作尤其容易造成踝關節韌帶損傷。韌帶損傷時會出現**外踝**周圍疼痛和腫脹症狀，也可能會無法支撐體重。

踝關節外側韌帶損傷是最常見的一種運動傷害，卻也最容易遭到忽視。若沒有適時妥善治療，可能導致疼痛殘留或足踝變得不穩定，這會使治療過程變得更加困難且耗時。扭傷的輕重程度根據韌帶損傷情況分成1至3階段。

 資格考中常見專門用語

扭傷
外力作用於關節，使關節承受超過正常關節活動度（ROM）的負荷，進而造成關節囊、韌帶受損的狀態。通常不會伴隨骨折。

 備忘錄

踝關節韌帶損傷的好發部位
基於踝關節構造，踝關節韌帶損傷好發於外側韌帶。原因是雖然足底能夠向內外翻轉，但向內翻轉的活動度比較大。

踝關節由距骨、腓骨、脛骨經韌帶連結而構成。

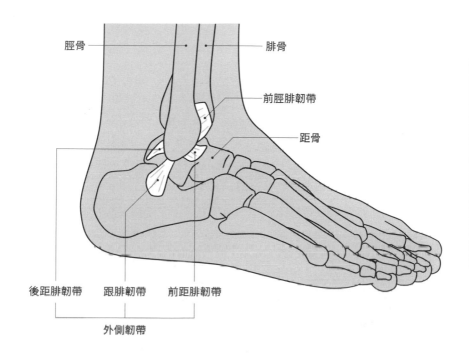

脛骨

腓骨

前脛腓韌帶

距骨

後距腓韌帶　　跟腓韌帶　　前距腓韌帶

外側韌帶

韌帶損傷（扭傷）的程度分類

韌帶損傷的程度根據損傷部位和嚴重性分為以下3個階段。

程度階段	症狀
第1階段 （輕症）	●前距腓韌帶局部受損 ●還可以行走
第2階段 （中症）	●前距腓韌帶完全受損 ●可行走，但呈跛行狀態
第3階段 （重症）	●前距腓韌帶和跟腓韌帶完全受損 ●行走困難

兒童運動器官健檢

現代兒童的體格明顯比以前好很多，但研究學者指出，在環境變遷等影響下，兒童的運動器官功能開始出現異常現象。具體來說，愈來愈多兒童容易跌倒、跌倒時不會適時用手撐地而是以臉著地、無法直線奔跑、不會使用蹲式馬桶等。除此之外，運動能力下降導致受傷和骨折的情況也有增加的趨勢，報告顯示，近 30 年來骨折發生率增加了 2 倍。而且還出現失眠、肩頸僵硬、食慾不振、胸口灼熱、便祕、焦躁不安、爬樓梯上氣不接下氣等和成年人一樣的症狀。

從兒童運動器官健檢中發現，現代兒童存在兩極化的問題，一種是缺乏運動致使體力下降和運動能力變差，另一種是過度運動造成運動累積性傷害（請參照 P116）。基於這樣的背景，日本自 2016 年開始以小學生至高中生為對象，進行新式運動器官健康檢查。

運動器官健康檢查的項目如下所示。

①背部彎曲

②彎腰或後仰時出現疼痛現象

③活動手臂或腳時出現疼痛現象

④手臂或腳的活動狀況不佳

⑤無法單腳站立5秒以上

⑥無法蹲下

這些項目都需要早期發現並早期進行妥善治療。而造成這些情況的疾病包含脊椎側彎（請參照 P152）、椎弓解離症（請參照 P142）、網球肘（請參照 P102）、股骨頭骨骺滑脫症和先天性髖關節脫臼等。

成長期的兒童需要營養均衡的飲食，而足夠的運動和睡眠能促使幫助成長的生長激素分泌。因此，從小培養良好飲食習慣、運動習慣和睡眠習慣是非常重要的。

第5章

脊椎疾病

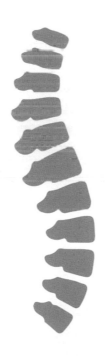

椎間盤突出

重點
- 椎間盤變形導致髓核突出的狀態。
- 椎間盤位於脊椎骨和脊椎骨之間,具緩衝功用。
- 好發於第4到第5腰椎間,以及第5腰椎到第1薦椎間。

椎間盤髓核突出引起的疾病

人類的**脊椎**由24塊**脊椎骨**,加上**薦椎**、**尾椎**所構成,負責支撐身體並保護內臟和神經。脊椎骨堆疊形成隧道狀構造,神經從隧道中通過。

椎間盤突出是肩負緩衝功用的頸椎、胸椎、腰椎脊椎骨間的**椎間盤**因退化而突出的疾病。椎間盤中心部位具有果凍狀的**髓核**,而髓核周圍由纖維狀的**纖維環**包覆,髓核一旦突出,就容易壓迫神經。發病機率由高至低依序是腰椎、頸椎、胸椎。

好發於第4、5腰椎間和第5腰椎、第1薦椎間

引起腰椎間盤突出的原因,以纖維環隨著年齡增長逐漸失去彈性為首,還包括姿勢不良等環境因素、體質和骨骼形狀等遺傳因素,而抽菸更是造成病情加重的**惡化因子**。

腰椎部位有5塊椎間盤,最容易發生突出的部位是下段腰椎,也就是第4到5腰椎間,以及第5腰椎到第1薦椎間的椎間盤。前者會造成小腿外側疼痛,後者則會造成大腿後側至小腿肚部位疼痛。椎間盤突出根據髓核突出程度分為**髓核膨出型**、**髓核突出型**、**髓核脫出型**、**髓核游離型**4種。

椎間盤突出好發於20~40歲,據說男性發病率約為女性的2倍。大多數患者接受保守治療(請參照P86)就能有所改善,但如果有疼痛後遺症、神經麻痺等情況,則需要進一步接受手術治療。

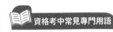

資格考中常見專門用語

突出(hernia)
內臟或組織等從原本位置脫出的狀態。hernia的語源為拉丁文。

關鍵字

惡化因子
使狀態進一步惡化的因素。

椎間盤的構造

椎間盤由中心部位的果凍狀髓核，以及覆蓋於周圍的纖維環構成。

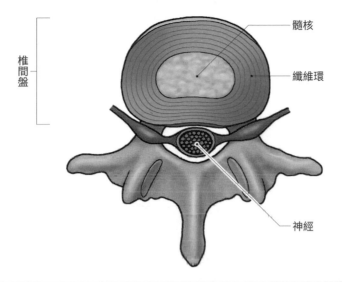

椎間盤 — 髓核

纖維環

神經

椎間盤突出的分類

椎間盤突出根據髓核突出程度分為4種類型。

程度階段		症狀
髓核膨出型		● 髓核向後膨出並壓迫纖維環。
髓核突出型		● 纖維環局部破裂，髓核流出。
髓核脫出型	後縱韌帶之下　後縱韌帶之外	● 纖維環破裂，髓核脫出。 ● 分為未突破後縱韌帶，處於後縱韌帶下方，以及突破後縱韌帶並突出於後縱韌帶之外2種。
髓核游離型		● 髓核突破後縱韌帶且局部和纖維環內的髓核斷開分離。

脊椎疾病

頸椎退化性脊髓病變／神經根病變

伴隨年齡增長而發生的疾病

頸椎病是一種頸椎的椎間盤、骨骼、韌帶等因退化而出現發麻等感覺障礙，以及手部無法順利活動等運動障礙的疾病。

頸椎是指頸部的脊椎，由7塊脊椎骨構成。上段連接占體重1/8的顱骨。脊椎中有脊髓和神經根通過，頸椎病多半是因為這些神經的通道，亦即椎管和椎間孔變狹窄而引起。

脊髓是神經團塊，負責將來自大腦的訊息傳送至骨骼肌等身體末梢，以及將來自末梢的訊息傳送至大腦。另一方面，神經根是脊髓分枝，連接至上肢的神經，通過隧道狀的椎間孔。

若演變成重症，可能引發膀胱直腸功能障礙

頸椎病好發年齡是50~60歲，男性比例較高。椎間孔受到壓迫的頸椎退化性神經根病變，症狀表現為上肢和手指麻木和疼痛、手指動作變得不靈活等，主要出現在單側。另一方面，椎管受到壓迫的頸椎退化性脊髓病變是連接下肢的神經受到壓迫，因此除了雙側手腳發麻的感覺障礙外，也可能出現行走障礙、手指尖精細作業變困難的精細動作障礙。可以透過10秒測試來評估是否出現精細動作障礙。一旦脊髓病變或神經根病變演變成重症，可能引發排便困難的膀胱直腸功能障礙。

 資格考中常見專門用語

頸椎病
椎間盤隨著年齡增長而退化，導致通過頸椎的神經受到壓迫而引起的疾病。

神經根
神經纖維束，腹根與背根合流成脊髓神經。神經根通過椎間孔。

椎間孔
神經根通過的洞孔。

 關鍵字

精細動作障礙
無法順利完成指尖精細作業的狀態。

10秒測試
評估手指精細動作障礙的測試。評估10秒內能做幾次握拳、張開手的動作。若未達20次，就有可能是精細動作障礙。

膀胱直腸功能障礙
排尿和排便變困難的狀態。

頸椎退化性脊髓病變和頸椎性神經根病變

頸椎病分為椎間孔變狹窄的神經根病變，以及椎管變狹窄的脊髓病變。

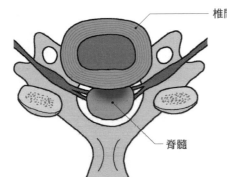

脊髓病變

椎間盤

脊髓

椎管變狹窄，脊髓受到壓迫
而發病。

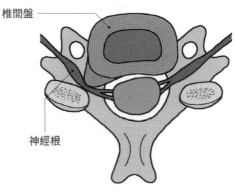

神經根病變

神經根

椎間孔變狹窄，神經根受到
壓迫而發病。

主要症狀

神經根病變的症狀主要出現在上肢，但脊髓病變的症狀同時也會出現在下肢。

頸椎退化性脊髓病變	共同症狀	頸椎性神經根病變
●手腳麻木（兩側） ●行走困難 ●精細動作障礙 ●膀胱直腸功能障礙	●頸部疼痛、麻木 ●肩膀僵硬	●上肢或手指疼痛、麻木 （主要是單側） ●手臂肌力下降

腰椎管狹窄症

重點
- 通過椎管的馬尾神經和神經根受到壓迫而發病。
- 典型症狀為間歇性跛行。
- 椎管狹窄症根據症狀分為3種類型。

腰部段椎管變狹窄而引起

腰椎管狹窄症是指腰部段的**椎管變狹窄**,導致**馬尾神經**和**神經根**受到壓迫而引起神經症狀的疾病。椎管為沿著脊椎從腦部延伸至腰部的隧道狀空間,內有神經通過。

脊椎由頸椎、胸椎、腰椎、薦椎、尾椎堆疊形成。腰椎從上至下,由第1到第5脊椎骨構成。脊髓從腦延伸至第1到第2腰椎處,下方連接馬尾神經(神經纖維束)。

椎管變狹窄的原因包含**黃韌帶老化變肥厚**、位於椎體之間的椎間盤膨出(請參照 P136)、骨骼本身退化變形等,而最常發生椎管狹窄症的部位是腰部。

間歇性跛行是最明顯的症狀

腰椎管狹窄症好發於中高齡者,臨床症狀除了臀部和下肢疼痛、麻木外,也包含足部肌力下降和行走困難。其中,無法長距離步行,需要中途稍做休息的**間歇性跛行**(請參考下一頁的「COLUMN」)是最典型的症狀。另外也可能會出現排尿、排便困難的**膀胱直腸功能障礙**。

椎管狹窄症根據受壓迫的神經部位分為3種類型,分別是椎管中央部位狹窄的**馬尾型**、馬尾神經分枝的神經根受壓迫的**神經根型**,以及馬尾型和神經根型皆有的**混合型**。

備忘錄

狹窄
變窄的意思。椎管狹窄症是指神經的通道椎管變窄,導致馬尾神經和神經根受到壓迫,進而出現肢體麻木等臨床症狀。

腰椎管狹窄症

黃韌帶肥厚等因素導致椎管變狹窄，進而使馬尾神經和神經根受到壓迫。臨床症狀包含臀部和下肢疼痛、麻木等。

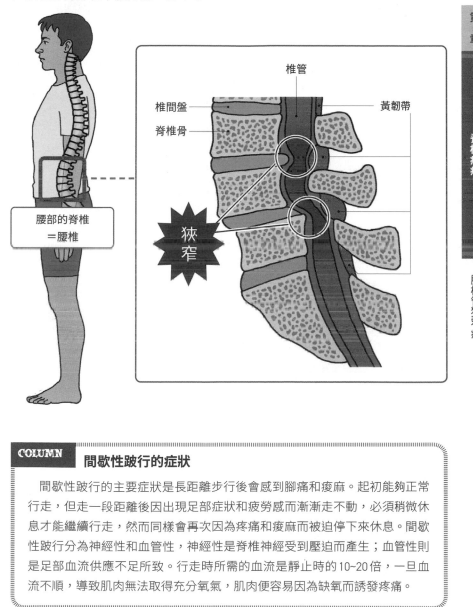

腰部的脊椎
＝腰椎

椎管

椎間盤

脊椎骨

黃韌帶

狹窄

COLUMN ┃ **間歇性跛行的症狀**

　　間歇性跛行的主要症狀是長距離步行後會感到腳痛和痠麻。起初能夠正常行走，但走一段距離後因出現足部症狀和疲勞感而漸漸走不動，必須稍微休息才能繼續行走，然而同樣會再次因為疼痛和痠麻而被迫停下來休息。間歇性跛行分為神經性和血管性，神經性是脊椎神經受到壓迫而產生；血管性則是足部血流供應不足所致。行走時所需的血流是靜止時的10~20倍，一旦血流不順，導致肌肉無法取得充分氧氣，肌肉便容易因為缺氧而誘發疼痛。

脊椎疾病

椎弓解離症

重點
● 腰椎的關節突出現裂縫而分離的狀態。
● 好發於10多歲的男童。
● 若沒有及時治療，恐演變成脊椎解離性滑脫。

第5腰椎為好發部位

椎弓解離症是一種位於**脊椎**的**椎弓**峽部斷裂分離的疾病。好發於**腰椎**部位，腰椎由5塊**脊椎骨**構成，而脊椎骨由腹側（前方）的**椎體**和背側（後方）的椎弓組成。椎弓結構複雜，除了有**上關節突**和**下關節突**，還有肌肉和韌帶附著的**棘突**、**橫突**。椎體和椎弓圍繞的空間稱為椎管（椎孔），內有馬尾神經通過。

椎弓解離症的症狀表現包含腰痛、臀部痛、大腿後側疼痛和感覺障礙，尤其扭轉腰部時，腰痛現象會加劇。椎弓解離症的好發部位是第5腰椎，因為旋轉產生的應力最容易落在這個部位。

在運動時發病

椎弓解離症經常發生在10多歲孩童身上，尤其是熱衷於運動的男孩。發病原因可能是反覆施加外力於腰部而引起的**疲勞性骨折**。部分椎弓不耐外力衝擊，跑步或跳躍等動作會使腰椎後方部位產生皸裂，因而發病。據說遺傳也是引發椎弓解離症的因素之一。

由於沒有什麼特殊症狀，容易受到忽視。而放置不管也可能是引發解離症的原因，還可能演變成脊椎骨向前方和後方移位的**脊椎解離性滑脫**，出現慢性頑固腰痛和下肢痛的情況也不在少數。

 資格考中常見專門用語

脊椎解離性滑脫
脊椎骨前後移位的疾病。脊椎解離使前上段的脊椎骨向腹側移位。

 關鍵字

疲勞性骨折
同一個部位的骨骼受到外力反覆施壓，因而產生小裂縫，或者進展成骨折狀態。好發於慢跑或跳躍著地等不斷重覆相同動作的運動。

椎弓解離症和脊椎解離性滑脫

椎弓解離症是椎弓的疲勞性骨折，持續進展會演變成脊椎解離性滑脫。經常發生在足球、棒球、排球等需要扭轉身體的運動中。好發於10多歲。

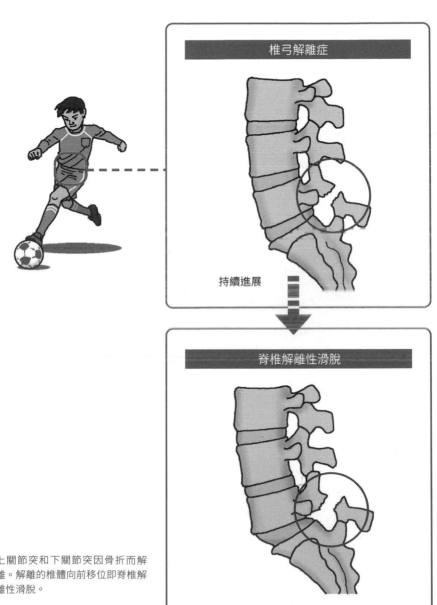

椎弓解離症

持續進展

脊椎解離性滑脫

上關節突和下關節突因骨折而解離。解離的椎體向前移位即脊椎解離性滑脫。

斜頸症

重點
- 分為先天性斜頸和後天性斜頸。
- 寰樞關節旋轉性固定導致出現名為 Cock robin position 的斜頸姿勢。
- 寰樞關節旋轉性固定是由外傷或感染症等因素所引發。

常見於新生兒的先天性斜頸症

頸部向左或右側單向傾斜且無法轉向對側的狀態稱為**斜頸症**。先天性斜頸分為**肌源性斜頸**和**骨源性斜頸**；後天性斜頸則分為**發炎性斜頸**和**外傷性斜頸（脫臼骨折）**、**寰樞關節旋轉性固定**等。

先天性斜頸中最常見的是好發於新生兒的**先天性肌肉斜頸**。發病原因是位於頸部左右側的**胸鎖乳突肌攣縮、疤痕化**，或分娩時肌肉遭到強大力量拉扯。出生後馬上就會出現症狀，嬰兒1~3週大時，胸鎖乳突肌部位會有腫塊，頸部會朝有腫塊的那一側傾斜，臉部則朝向對側。大部分案例會於1歲半前自然痊癒，但情況持續到成年的案例也不少。

最常見的後天性斜頸是寰樞關節旋轉性固定

寰樞關節旋轉性固定是後天性斜頸的一種，頸部**寰椎和樞椎半脫位**導致**寰樞關節**被固定在旋轉移位後的位置。除了活動頸部時會產生疼痛症狀，最大特徵是出現名為 **Cock robin position**（知更鳥姿勢）的斜頸姿勢。大多沒有明確病因，但通常是因輕度外傷、喉嚨感染或頭頸部手術而誘發。初期有疼痛感，隨著姿勢固定且病情演變成慢性，疼痛感會逐漸減輕或消失。好發於幼兒至學齡期，一般認為之所以會好發於幼兒，是因為幼兒的寰樞關節面淺，尚未發育完全，再加上**關節囊**鬆弛且旋轉角度大。

 資格考中常見專門用語

先天性肌肉斜頸
分娩過程中胎兒的肌肉遭受強大力量拉扯而損傷，形成疤痕後攣縮，導致頸部向單側傾斜的疾病。

寰樞關節
第 1 節頸椎和第 2 節頸椎形成的關節。

疤痕化
外傷痊癒後，留在皮膚上的疤痕組織或病變部位。

 備忘錄

Cock robin position（知更鳥姿勢）
寰樞關節旋轉性固定引起的特殊斜頸姿勢。頸部傾斜，臉部斜向朝往對側的狀態。Cock robin 是知更鳥的意思，由於頸部傾斜好比知更鳥歪頭的姿勢，因此得名。

斜頸症的症狀

斜頸症的症狀如下所示。頸部向單側傾斜，臉部則朝向對側。

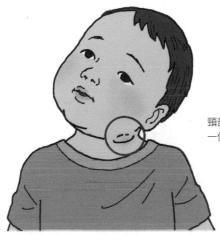

頸部朝產生攣縮和疤痕化的那一側傾斜，臉部朝向對側。

斜頸症的分類

斜頸症分為先天性和後天性，各自的特徵如下表所示。

分類	名稱	特徵
先天性	肌源性斜頸	●常見於新生兒，因分娩時的肌肉損傷而引起。 ●大多會自然痊癒。
	骨源性斜頸	●頸椎或腰椎的骨骼畸形所導致。
後天性	發炎性斜頸	●肌肉疼痛導致頸部彎曲的狀態。 ●發生於兒童中耳炎或扁桃腺炎之後。
	外傷性斜頸	●因頸椎脫臼骨折而引起。
	寰樞關節旋轉性固定	●因寰椎和樞椎半脫位而引起。 ●呈 Cock robin position 的斜頸姿勢。 ●好發於幼兒至學齡期。

頭部下垂症候群

重點

● 頸部異常前屈導致頭部無法向上抬起。
● 主要症狀為無法平視前方（平視障礙）。
● 許多疾病都可能誘發此症狀。

吞嚥和呼吸也會受到影響

頭部下垂症候群是一種採取坐姿或站姿時，頭部下垂且無法維持向上抬起的疾病。

發病後立刻就會感到肩頸不舒服，接著逐漸覺得頭部沉重且呈現向前彎曲的狀態，甚至出現無法看向正前方的**平視障礙**，從這時候起，就會對日常生活造成影響。抬起身保持姿勢時，頸部和背部會疼痛，因此無法長時間維持，也無法將身體朝向正前方。

另一方面，無法抬起身會造成吞嚥困難、呼吸不順暢，進而使**生活品質（QOL）**大幅下降。

因肌肉衰退而發病

人類能夠維持頭部筆直的直立姿勢，都是因為有頸部周圍的**頭夾肌**、**頸夾肌**、**斜方肌**和**頭半棘肌**等肌肉輔助支撐。

因為某些原因導致支撐頭部的肌肉功能衰退或肌力下降，可能會演變成頭部下垂（下巴頂住胸口的姿勢）狀態。肌肉持續異常緊繃的**肌張力異常**、肌肉衰弱的**肌肉病變**、**巴金森氏症**或**頸椎病**（請參照P138）都可能誘發頭部下垂症候群。

🔒 **關鍵字**

肌張力異常
肌肉無法自我控制地異常緊繃的疾病。

肌肉病變
泛指肌肉方面的疾病，幾乎都會伴隨肌力低下問題。

📝 **備忘錄**

生活品質（QOL）
QOL 是 Quality of Life 的簡稱，意指「生活品質」。衡量生活和人生是否充滿豐富性的指標。

何謂頭部下垂症候群

頸部前屈，頭部無法向上抬起的疾病。隨著病情惡化，會逐漸對日常生活造成影響。

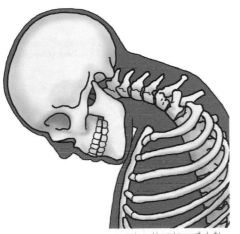

頸部前屈，下顎頂到胸口的頭部下垂姿勢。

主要症狀

● 發病後立即感到類似肩頸僵硬的不適感。

● 頸部逐漸向前彎曲。

● 因頸部和背部疼痛而無法長時間抬頭。

● 造成吞嚥和呼吸困難。

與頭部下垂症候群有關的頸部肌肉

頸部周圍的頭夾肌、頸夾肌、斜方肌、頭半棘肌等肌肉功能衰退是造成頭部下垂症候群的原因。

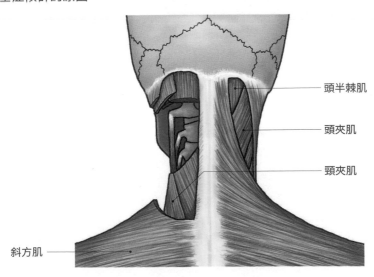

頭半棘肌

頭夾肌

頸夾肌

斜方肌

147

後縱韌帶骨化症（OPLL）

重點
- 後縱韌帶骨化導致神經受到壓迫而發病。
- 最常見的是發生於頸椎的頸椎後縱韌帶骨化症。
- 好發於亞洲人的難治傷病。

起因是後縱韌帶骨化

後縱韌帶骨化症（ossification of posterior longitudinal ligament：OPLL）是一種**後縱韌帶骨化**造成椎管狹窄，進而引起**感覺障礙**和**運動障礙**的疾病。

脊椎仰賴將脊椎骨連結在一起的韌帶才能維持穩定，而附著於**椎體**後側且負責防止**椎間盤**壓迫**脊髓**的是後縱韌帶。後縱韌帶一旦骨化，通過椎管的脊髓與脊髓分枝的神經根容易受到壓迫，進而產生手腳麻木和疼痛的現象。

後縱韌帶骨化症常發生於中年之後，屬於原因不明的**難治傷病**（請參照 P122）。除了後縱韌帶，位於頸椎的**前縱韌帶**和**黃韌帶**（請參照 P150）等也會產生骨化現象，糖尿病患者和肥胖者發病機率相對較高。

依發病部位分為3種類型

後縱韌帶骨化症依據韌帶骨化部位分為**頸椎後縱韌帶骨化症、胸椎後縱韌帶骨化症、腰椎後縱韌帶骨化症** 3種類型。

後縱韌帶骨化症中最常見的是頸椎後縱韌帶骨化症。好發於男性，最初症狀多半是手腳麻木，隨著病情進展，會逐漸出現指尖作業困難的**精細動作障礙**、**排尿障礙**、行走障礙等。胸椎後縱韌帶骨化症則好發於女性，症狀包含下肢麻木和無力感，隨著病情進展，會逐漸出現行走困難和排尿困難。至於腰椎後縱韌帶骨化症，則常出現行走時疼痛和麻木等症狀。

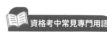

資格考中常見專門用語

骨化
逐漸硬化變成骨骼的意思。也稱為骨痂。

脊椎骨和韌帶的功用

韌帶將脊椎骨連結在一起，負責維持脊椎的穩定性。

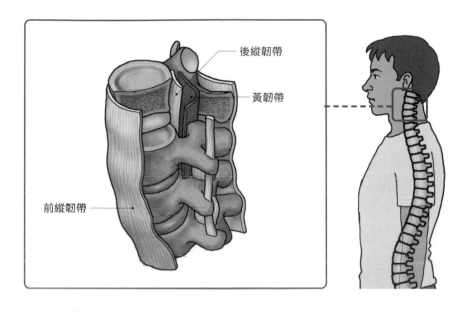

後縱韌帶

黃韌帶

前縱韌帶

後縱韌帶骨化症的分類

後縱韌帶骨化症依據韌帶骨化部位，分為頸椎後縱韌帶骨化症、胸椎後縱韌帶骨化症、腰椎後縱韌帶骨化症3種。其中最常發病的部位是頸椎。

	骨化部位	特徵和症狀
頸椎後縱韌帶骨化症	頸椎	●好發於中高年男性 ●頸部疼痛 ●手腳麻木　●精細運動障礙 ●排尿困難　●行走困難
胸椎後縱韌帶骨化症	胸椎	●好發於中高年女性 ●下肢麻木、無力 ●排尿困難 ●行走困難
腰椎後縱韌帶骨化症	腰椎	●行走時疼痛或發麻 ●排尿困難 ●行走困難

黃韌帶骨化症

重點
- 黃韌帶骨化壓迫神經而發病。
- 多發生於胸椎部位。
- 屬於難治傷病。

好發於胸椎下段

黃韌帶骨化症好發於**胸椎**下段，是一種黃韌帶**骨化**導致**椎管**逐漸變狹窄的疾病。主要症狀出現在下肢，發病初期常見下肢麻木和緊繃，也可能在步行一段距離後出現疼痛和發麻現象，必須稍做休息後才有辦法繼續行走，這種情況稱為**間歇性跛行**（請參照 P141「COLUMN」）。雖然有些個案沒有疼痛症狀，然而一旦演變成重症，通常會出現行走困難。

黃韌帶骨化症也會發生在**頸椎**或**腰椎**，但相對罕見，據說頸椎部位的黃韌帶頂多是鈣化變硬而已。另外，黃韌帶骨化症普遍會併發**頸椎後縱韌帶骨化症**和**胸椎後縱韌帶骨化症**（請參閱 P148）。

屬於日本的國家指定難治傷病

韌帶是將骨骼連結在一起的纖維束，負責維持**脊椎**的穩定性。**前縱韌帶**和**後縱韌帶**橫跨範圍大，從頸椎延伸至腰椎，而黃韌帶呈薄膜狀，位於**脊髓**後側並將**椎弓**連結在一起。黃韌帶肥厚或骨化會導致椎管變**狹窄**，進而從後側壓迫通過椎管的脊髓，引起下肢麻木或運動障礙等**神經症狀**。

發病原因目前尚不明確，是日本的國家指定**難治傷病**（請參閱 P122）。好發於中高年男性，而且日本人的發病機率較歐美人高。

資格考中常見專門用語

黃韌帶
位於脊髓後側的韌帶。連接兩個相鄰的脊椎椎弓。

黃韌帶骨化症與後縱韌帶骨化症

黃韌帶骨化症是脊髓後側被壓迫，而後縱韌帶骨化症則是脊髓前側受到壓迫。

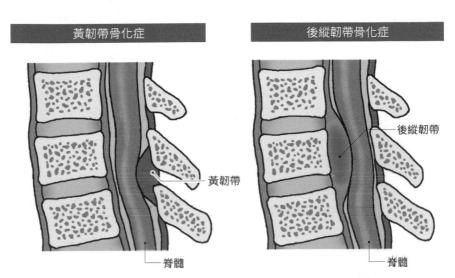

黃韌帶骨化症

後縱韌帶骨化症

後縱韌帶

黃韌帶

脊髓

脊髓

黃韌帶骨化症好發部位與症狀

黃韌帶骨化症好發於脊椎骨的胸椎下段，臨床症狀包含下肢麻木和運動障礙等。

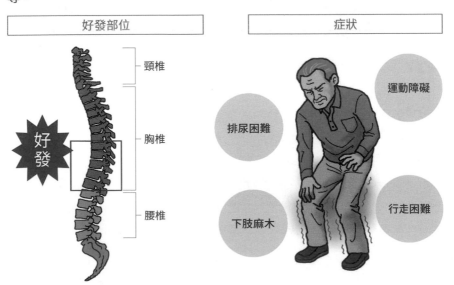

好發部位

症狀

頸椎

好發

胸椎

腰椎

運動障礙

排尿困難

下肢麻木

行走困難

151

脊椎疾病

脊椎變形、脊椎側彎／後彎

重點
- 正常脊椎通常都有生理性彎曲。
- 以科布氏角評估脊椎側彎程度。
- 脊椎後彎也稱為駝背（圓肩）。

脊椎扭曲向左右側彎曲的側彎

從正面看時，正常狀態的**脊椎**呈筆直狀延伸，但從側面看時，則是呈現有凹凸曲線的**生理性彎曲**。脊椎橫向**彎曲**或前後彎曲弧度異常的現象稱為**脊椎變形**，分為**側彎、後彎、後側彎**等類型。而脊椎側彎又分為脊椎本身沒有問題的**功能性脊椎側彎**和脊椎本身扭轉或骨骼變形的**結構性脊椎側彎**。

結構性脊椎側彎是指從正面觀察時，脊椎無法直立，向左右側彎曲，並且伴隨脊椎**旋轉**（扭轉）的狀態。大部分都是原因不明的原發性側彎。

評估彎曲程度時，通常使用國際指標的**科布氏角**（Cobb's angle），科布氏角大於10度即判定為脊椎側彎。在日本最常見的是青春期側彎，好發於女性。通常側彎程度會隨著成長而改變，發育結束後，側彎的進展也會跟著停止。

脊椎過度向後彎曲的後彎

從側面觀察正常人的脊椎，頸椎和腰椎部位向前凸出呈**前彎**，胸椎部位則向後凸出呈**後彎**，整體呈S字形的弧度。**脊椎後彎**是指脊椎過度向後彎曲，導致背部和腰部過於凸出的狀態。

如果是年齡增長所致，多半會伴隨骨質疏鬆症（請參照 P164）引起的**椎體骨折**，並好發於女性。而結構性脊椎後彎症的原因則有**青少年脊椎駝背後凸症**等。

資格考中常見專門用語

彎曲
呈弓狀彎曲的狀態。

科布氏角
評估彎曲程度的國際指標。

前彎
向前彎曲凸出的狀態。

後彎
向後彎曲凸出的狀態。

關鍵字

青少年脊椎駝背後凸症
病因尚不明確的脊椎變形疾病。常見於青春期的一種軟骨病。

根據科布氏角評估脊椎側彎

根據國際指標的科布氏角來評估脊椎側彎的彎曲程度。科布氏角超過10度就會診斷為「脊椎側彎」。

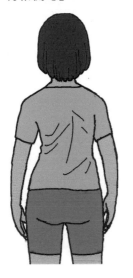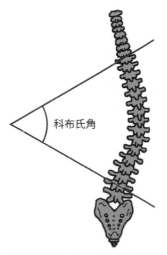

科布氏角

取最傾斜的一段，彎曲起點的脊椎骨傾斜處和彎曲終點的脊椎骨傾斜處所形成的角度，就稱為科布氏角。

脊椎後彎的原因和症狀

脊椎後彎的主要原因和症狀如下所示。

原因
●年齡增長
●青少年脊椎駝背後凸症
●先天性脊椎後彎
●椎體骨折
等

症狀

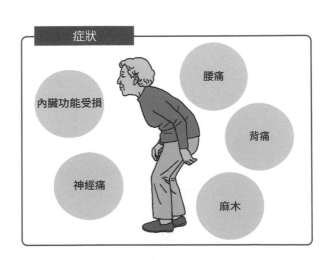

內臟功能受損

腰痛

背痛

神經痛

麻木

廣泛性特發骨質增生症(DISH)

重點
- 椎體融合造成脊椎活動力變差。
- 有些人完全沒有自覺症狀。
- 也可能由脊椎骨折或椎管狹窄症引起。

脊椎、肌腱、韌帶附著部鈣化和骨化

邁入中高齡後，**脊椎會隨著年齡增長逐漸變僵硬**，這種情形稱為僵直。而僵直部位擴散，以脊椎為首的全身關節逐漸變僵硬的情況則稱為**廣泛性特發骨質增生症**（diffuse idiopathic skeletal hyperostosis：DISH）。

脊椎由**脊椎骨**堆疊而成，脊椎骨之間有**椎間盤**。脊椎骨呈圓柱體的部位稱為**椎體**，其前方有**前縱韌帶**，後方有**後縱韌帶**，負責將椎體連結在一起，以確保脊椎的穩定性。廣泛性特發骨質增生症即是這些椎體**融合**（變成一整塊骨骼）在一起的疾病。特徵是除了脊椎僵硬以外，**肌腱、韌帶**附著的部位會**鈣化**和**骨化**。

好發於50歲以上的男性

廣泛性特發骨質增生症的主要症狀表現是前縱韌帶骨化導致脊椎活動度變差，通常不會有疼痛感。由於未對日常生活構成妨礙，因此多數患者完全沒有自覺症狀。但因為脊椎活動度變差，受到跌倒之類的輕微外力衝擊，就容易形成脊椎骨折或椎管狹窄症。

雖然目前尚未掌握確切的發病原因，但可能與遺傳因素有關。危險因子除了年齡和性別外，也和肥胖、糖尿病等生活習慣脫不了關係。多發生於50歲以後，男性比例高於女性。研究報告顯示，白人的發病機率較高，亞洲人則相對較低。

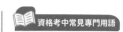

廣泛性
疾患大範圍擴散，不限定於患部的狀態。

廣泛性特發骨質增生症的病症

廣泛性特發骨質增生症的病症如下所示。

發病部位	●脊椎、肌腱、韌帶
症狀	●前縱韌帶等骨化造成脊椎活動力變差
特徵	●原因不明 ●多數人沒有自覺症狀
危險因子	●50歲以上、男性、肥胖者、糖尿病患者、白人

廣泛性特發骨質增生症的病症

廣泛性特發骨質增生症多半有僵硬不適的臨床表現，脊椎和全身關節會逐漸變僵硬。

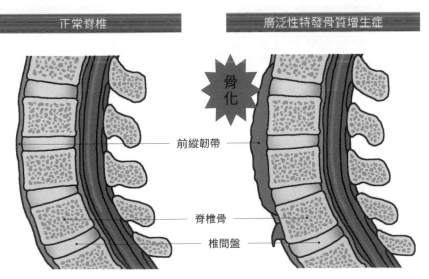

正常脊椎　　　　　　　廣泛性特發骨質增生症

骨化

前縱韌帶

脊椎骨

椎間盤

前縱韌帶骨化，原本不該有骨骼的地方形成骨骼。

155

僵直性脊椎炎（AS）

重點
- 脊椎關節炎中的代表性疾病。
- 與人類白血球抗原的 HLA-B27 有關。
- 屬於原因不明的難治傷病。

肌腱或韌帶附著部逐漸變性硬化

脊椎或骨盆的**薦髂關節**發炎的疾病稱為**脊椎關節炎**。而脊椎關節炎的代表性疾病之一就是**僵直性脊椎炎**（ankylosing spondylitis：**AS**）。僵直性脊椎炎是一種慢性進行性的**自體免疫疾病**（請參照 P173「COLUMN」），四肢關節慢性發炎導致功能逐漸受損，發炎始於**肌腱**或**韌帶附著部**，患部會因變性而漸漸無法活動。

人類身體具備**發炎**時啟動自行修復並恢復正常的自癒功能，然而發炎狀態拖延得太久，就會變得不容易復原。罹患僵直性脊椎炎時，慢性發炎會使肌腱、韌帶等組織逐漸變性，據說病程發展可能花費 10~20 年，但也有些患者是突然間發病。

約3成患者有前葡萄膜炎

僵直性脊椎炎的主要臨床症狀是背部和腰部等處疼痛及緊繃僵硬，夜間和早晨時症狀最為嚴重，情況會隨著活動身體而逐漸緩解。隨著病情進展，輕微的外傷也可能造成骨折。除了3成左右的患者有**前葡萄膜炎**之外，也可能併發**克隆氏症**、**潰瘍性結腸炎**、**乾癬**等皮膚病。

僵直性脊椎炎好發於10多歲至30多歲的男性，發病機轉不明，屬於難治傷病（請參照 P122）。研究報告顯示，僵直性脊椎炎可能與 **HLA（人類白血球抗原）** 中的特定基因 HLA-B27 型呈陽性有關，由此可知遺傳是罹病的因素之一。

資格考中常見專門用語

薦髂關節
骨盆部位的薦椎和髂骨所形成的關節。

自體免疫疾病
免疫功能異常導致免疫細胞攻擊自身正常組織的疾病。

關鍵字

前葡萄膜炎
位於眼球前方的葡萄膜發炎。症狀包含急性眼睛疼痛和充血發紅等。

克隆氏症
大腸和小腸的黏膜慢性發炎或潰瘍的疾病。屬於難治傷病。

潰瘍性結腸炎
大腸黏膜糜爛或潰瘍的發炎性疾病。屬於難治傷病。

乾癬
乾癬是一種免疫調節異常的慢性皮膚病，皮膚細胞過度增生，通常難以根治。

HLA（人類白血球抗原）
Human Leukocyte Antigen 的簡稱。一開始是作為白血球的血型之一被發現，後來發現幾乎所有細胞和體液中都有 HLA。負責辨別「自體」或「非自體」，進一步啟動免疫反應。

僵直性脊椎炎的病症

僵直性脊椎炎是慢性持續發炎的進行性疾病，因脊椎和薦髂關節融合而造成脊椎活動受到限制。

初期

四肢關節發炎，出現背部和腰部等疼痛和僵硬現象。症狀於夜間和早晨時惡化，運動後多半能夠減輕症狀。

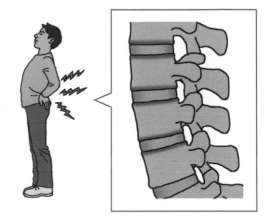

進行期

持續慢性發炎，肌腱和韌帶骨化。脊椎活動範圍受到限制，通常會慢慢變成前傾姿勢。

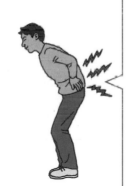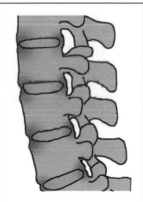

Athletics Column

僵直性脊椎炎和運動

　　僵直性脊椎炎是一種進行性自體免疫疾病，四肢關節慢性發炎且逐漸產生病變。雖然運動時多少會受限制，但不會對日常生活構成太大影響。既能繼續從事工作，也能享受休閒活動與興趣。有些人對於活動身體感到不放心，但為了維持身體正常功能，運動是非常重要的。推薦僵直性脊椎炎患者多做一些維持脊椎直立的運動，例如走路、郊遊踏青、游泳、打網球等。除此之外，起床後活動身體的伸展運動和體操也很重要。建議每天深呼吸，或採用腹式呼吸法。

脊椎損傷

重點
- 除了外力衝擊脊椎以外，高齡者也有可能因為輕微外傷而發病。
- 根據損傷部位分為頸椎、胸椎、腰椎損傷。
- 脊髓一旦受損，就會出現麻木或肌力下降等症狀。

因脊椎受外力衝擊而造成

脊椎損傷是指脊椎受到強大外力衝擊而骨折或脫臼等損傷。多半是因為車禍、墜落、跌倒或運動急性傷害等造成，但近年來也經常發生在患有骨質疏鬆症（請參照 P164）的高齡者身上，由於骨密度下降，輕微外力就可能引起脊椎損傷。

脊椎損傷的症狀是頸部或背部出現強烈疼痛，接著身體慢慢無法自由活動。若脊髓也受到損傷，則可能出現重度麻痺和肌力低下等神經症狀。

根據損傷部位進行骨折分類

脊椎損傷根據部位分為頸椎損傷、胸椎損傷、腰椎損傷。

上段頸椎由寰椎和樞椎組成，其中寰椎上部有顱骨，側邊和後方有軟組織保護，具有不容易受外力影響的解剖特徵。

頭部側面受到壓迫時，上段頸椎容易發生傑佛遜骨折（第1頸椎骨折）、寰椎骨折中發生機率最高的後弓骨折，以及樞椎齒突骨折等。

發生於中下段頸椎的骨折包括容易合併重度頸髓損傷的脫臼骨折，還有楔狀壓迫性骨折和棘突骨折等。

胸椎腰椎部位的代表性損傷包含椎體前方部位骨折的壓迫性骨折、爆裂性骨折、脫臼骨折和脊椎屈曲牽張性骨折等。

資格考中常見專門用語

上段頸椎
由寰椎（第1頸椎）和樞椎（第2頸椎）構成的脊椎骨部位。

中下段頸椎
由第3頸椎至第7頸椎構成的脊椎骨部位，是頸椎損傷的好發部位。

關鍵字

傑佛遜骨折（第1頸椎骨折）
頭部側面遭受壓迫所引起的骨折。

脊椎屈曲牽張性骨折
遭逢車禍時，在身上繫著安全帶的狀態下突然前屈所造成的骨折。

根據損傷部位的脊椎損傷分類

脊椎損傷根據部位分為頸椎損傷、胸椎損傷、腰椎損傷3種。

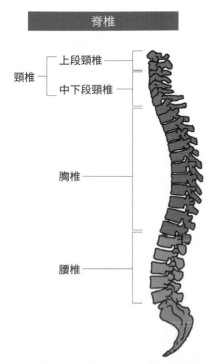

脊椎

- 頸椎
  - 上段頸椎
  - 中下段頸椎
- 胸椎
- 腰椎

原因

- 車禍
- 墜落、跌倒
- 運動急性傷害
- 骨質疏鬆症

症狀

- 劇烈疼痛
- 麻木、肌力下降
  （脊髓受損的情況下）

分類	損傷部位	損傷病例
頸椎損傷	上段頸椎	●寰枕關節脫臼、寰椎骨折、樞椎骨折、寰樞關節脫臼
	中下段頸椎	●楔形壓迫性骨折、脫臼骨折、棘突骨折
胸椎損傷	胸椎	●壓迫性骨折、脊椎屈曲牽張性骨折、安全帶傷、爆裂性骨折、脫臼骨折
腰椎損傷	腰椎	●壓迫性骨折、脊椎屈曲牽張性骨折、安全帶傷、爆裂性骨折、脫臼骨折

胸腰椎損傷

重點
● 好發於胸椎和腰椎的交界移行區。
● 停經後的骨質疏鬆症常導致脊椎骨折。
● 也可能造成脊髓或馬尾神經受壓迫而出現神經症狀。

好發於胸椎和腰椎的移行區

胸腰椎損傷是指**脊椎**塌陷變形的骨折。是常見於高齡者的疾病之一，多半因跌倒等受到外力撞擊而引起，但拿重物或打噴嚏等輕微外力也可能造成骨折。除此之外，不少病患根本沒發覺自己骨折。

胸腰椎損傷的好發部位是胸椎和腰椎的交界移行區（第11胸椎至第2腰椎）。大多是由**骨質疏鬆症**（請參照 P164）所引起，但也有可能是轉移性**骨腫瘤**所造成的病理性骨折。

主要臨床症狀為腰部和背部疼痛，導致從床上起身或站起來時疼痛加劇的**身體動作時腰痛**。

脊椎壓迫性骨折和脊椎爆裂性骨折

骨質疏鬆症引起的脊椎骨折（骨質疏鬆症椎體壓迫性骨折）包含僅椎體前方坍塌的**壓迫性骨折**，以及椎體後壁也坍塌且骨片往椎管方向突出的爆裂性骨折（**脊髓**和**馬尾神經**受到壓迫）。發生**爆裂性骨折**時，除了腰痛，還會出現下肢麻痺的神經症狀。高齡者若發生脊椎壓迫性骨折，復發的可能性極高，因此要嚴加預防。定期進行骨密度檢查，發現骨密度下降時，就要多攝取富含鈣質和維生素 D 的食物，並且進行適度運動，以預防骨折發生。

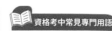 資格考中常見專門用語

身體動作時腰痛
從橫躺姿勢起身的瞬間產生刺痛。疼痛於起身後逐漸減輕。

 關鍵字

移行區
部位與部位之間的交界處。

骨腫瘤
發生於骨骼部位的腫瘤。

胸腰椎損傷

胸腰椎損傷好發於胸椎至腰椎移行區的第11胸椎到第2腰椎。

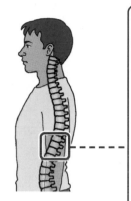

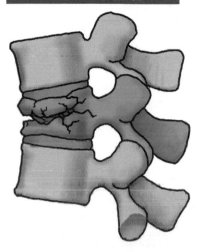

壓迫性骨折的椎體

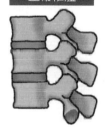

正常椎體

骨質疏鬆症導致椎體變脆弱，進一步
受到壓迫而變形。

COLUMN | **高齡者與骨折**

　　罹患骨質疏鬆症的機率會隨著年紀而增加。骨質疏鬆症患者的骨密度降低，容易因為一些小意外而骨折，例如被家裡的門檻等高低落差絆倒、被電線勾到跌倒、從床上或椅子上跌落。而有些人只是稍微碰撞就會骨折，甚至打個噴嚏也會骨折。對高齡者來說，日常生活中處處隱藏著骨折的風險。高齡者一旦骨折，需要專人照護的機率會提高，也可能就此臥床不起。因此，隨時留意不要跌倒是非常重要的。

延長健康平均餘命，
以迎接人生 100 年時代

　　研究報告顯示，2021 年的日本人平均壽命，男性為 81.64 歲，女性為 87.74 歲。日本是世界聞名的長壽國家，但平均壽命再怎麼長，長期臥床的話也無法盡情享受人生。

　　根據厚生勞動省同一年的調查，不需要仰賴醫療和照護而能夠自立生活的健康平均餘命，男性為 72.14 歲，女性為 74.79 歲。平均壽命和健康平均餘命之間，男性相差 9 年，女性相差 12 年，二者之間的差距竟然如此之大。介於平均壽命和健康平均餘命之間的這段期間，多為需要照護、臥床不起的狀態，或者需要某些特殊照護的狀態。一旦生活需要他人照護，勢必會增加家人的身心負擔，醫藥費等經濟負擔也會逐漸加重。日本的醫療費用有逐年增加的趨勢，為了縮短平均壽命和健康平均餘命之間的差距，也為了健康長壽的生活，政府積極推動「健康日本 21」和「延長健康平均餘命計畫」。

　　2018 年日本國內需要他人照護的人數共 641 萬人。需要照護的原因中，排名第一的是失智症，占 18%，接著依序是腦血管疾病（腦中風）16%，年老衰弱 13%，骨折或跌倒 12%，關節疾病 10%，而運動器官相關的骨折、跌倒，再加上關節疾病，總人數已經超過失智症患者。

　　想要延長健康平均餘命，最重要的是使活動身體的基礎——骨骼、關節、肌肉、韌帶等運動器官維持正常運作。近年來，隨著年齡增長而肌肉量減少且肌力和身體功能下降的肌少症、運動障礙症候群也愈來愈受到關注（請參照 P180）。

　　在迎來人生 100 年時代的現在，為了不管活到多大歲數都能靠自己的雙腳行走、為了延長健康平均餘命且快樂過生活，務必早點開始關注自己的健康，努力打造健康的身體。

第6章

其他疾病

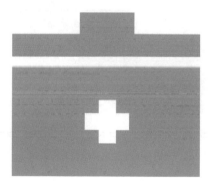

其他疾病

骨質疏鬆症

重點

- 因骨重塑失衡而發病。
- 輕微外力衝擊就會造成骨折，導致臥病在床或需要長期看護。
- 好發於雌激素分泌減少的停經後婦女。

骨骼是鈣質的儲存倉庫

骨骼除了從外部保護腦、內臟等重要內臟、支撐身體之外，還儲存著體內99%的鈣質。

骨質疏鬆症是指**骨量**減少、**骨密度**下降、骨骼變脆弱，處於容易骨折的狀態。老舊骨骼被破壞分解稱為**骨骼溶蝕**，形成新的骨骼稱為**骨骼生成**，透過週而復始、平衡交替的骨骼溶蝕與骨骼生成，人類的骨骼才得以維持健康狀態，而這個過程稱為**骨重塑（新陳代謝）**。10多歲的成長發育期是骨骼生成最活躍的階段，但年齡增長和骨質疏鬆症會破壞骨重塑的平衡，導致骨骼溶蝕的速度比骨骼生長速度還快。

停經後的女性罹患骨質疏鬆症的風險增加

年齡增長是罹患骨質疏鬆症的主要原因。尤其是女性停經後，**女性荷爾蒙**中的**雌激素**減少，會導致發病風險提高。雌激素具有促進骨骼生長並抑制骨骼溶蝕的功用，停經後雌激素分泌減少，骨密度便會隨之降低。骨質疏鬆症使骨骼變得鬆散且脆弱，絆倒時用手撐地、跌倒時屁股著地都可能造成骨折。嚴重的骨質疏鬆症患者，甚至可能因咳嗽、打噴嚏等輕微外力而骨折。患有骨質疏鬆症的高齡者一旦骨折，有可能陷入臥病在床或長期需要他人照護的狀況，因此務必格外謹慎。

資格考中常見專門用語

骨骼溶蝕
老舊骨骼遭到破壞。由破骨細胞負責進行溶蝕作用。

骨骼生成
製造新骨骼。由造骨細胞負責產生新骨。

骨重塑（新陳代謝）
反覆執行骨骼溶蝕與骨骼生成，重新建構形成新骨。

關鍵字

骨密度
骨骼成分中鈣和磷等礦物質的含有率。

雌激素
女性荷爾蒙的一種，會抑制鈣質從骨骼中溶出。

骨重塑

反覆進行破壞舊骨的骨骼溶蝕和製造新骨的骨骼生成，這個過程稱為骨重塑。
在正常情況下，骨骼溶蝕和骨骼生成的速度幾乎差不多，而患有骨質疏鬆症
時，骨骼溶蝕的速度會大於骨骼生成的速度。

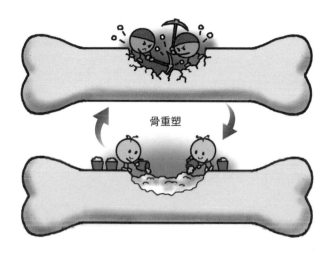

骨重塑

破骨細胞負責破壞
老舊骨骼。

在鈣質的作用下，
造骨細胞生成新骨。

因骨質疏鬆症而容易骨折的部位

患有骨質疏鬆症時，容易骨折的部位如下所示。

肱骨近端部位	脊椎椎體

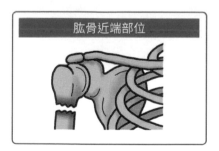
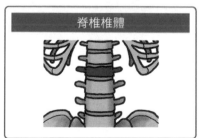

股骨近端部位	橈骨遠端

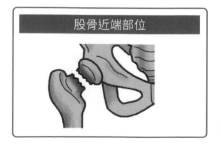
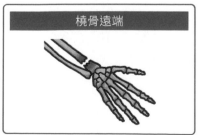

佝僂病／軟骨症

重點
- 骨骼無法正常鈣化而發病。
- 分為缺乏維生素 D 與缺乏磷 2 種。
- 維生素 D 依賴性佝僂病和抗維生素 D 佝僂病皆屬於難治傷病。

根據發病時間分為佝僂病和軟骨症

　　佝僂病是指骨骼**無法正常鈣化**而引發的疾病，分為缺乏維生素 D 與缺乏磷 2 種。發生在兒童身上稱為佝僂病，發生在成人身上稱為**軟骨症**。

　　骨骼會不斷進行**骨骼溶蝕**與**骨骼生成**的**骨重塑**過程（請參照 P164）。新骨骼生成時，會透過**鈣**與**磷**沉積的**鈣化**過程而逐漸變堅固，這時候若缺乏**維生素 D**，容易造成骨骼無法充分吸收鈣質，而缺乏磷則影響鈣磷結合。

常見 O 型腿和 X 型腿等變形

　　正常情況下，骨骼會於兒童成長期逐漸取代骨骺的生長板，但罹患佝僂病的話，生長板會逐漸橫向擴展，導致骨骼無法縱向生長。由於骨骼太軟且容易彎曲，因而使下肢呈現 **O 型腿**或 **X 型腿**、**脊椎變形**等現象。另外，也可能出現顱骨**前囟門**閉合延遲的現象，或是因肋骨下方的**橫膈膜**變形而形成向內側凹陷的**郝氏溝**。

　　佝僂病的致病原因是缺乏維生素 D、鈣和磷。維生素代謝失常等因素引起的**維生素 D 依賴性佝僂病**（軟骨症），以及**纖維母細胞生長因子 23（FGF23）**過多引起的**抗維生素 D 佝僂病**（軟骨症），這兩種皆屬於**難治傷病**。

 資格考中常見專門用語

鈣化
鈣等成分在組織中沉積。

 關鍵字

磷
人類體內含量僅次於鈣的礦物質成分，是形成骨骼和牙齒的成分之一。

鈣
人類體內含量最多的礦物質。在人類體內，幾乎都是以磷酸鈣的形式構成骨骼或牙齒。

維生素 D
一種脂溶性維生素，促進小腸吸收鈣。

纖維母細胞生長因子 23（FGF23）
纖維母細胞生長因子 23 是骨細胞分泌的荷爾蒙。作用於降低血液中的磷含量。

備忘錄

前囟門
前囟門位於嬰兒頭頂部略偏前方的位置，是骨骼與骨骼之間的縫隙。前囟門會隨著成長而變細窄，於 1 歲半至 2 歲左右時關閉。

骨骼鈣化

骨骼老化後被破壞，由新骨取而代之。生成新骨時，骨骼會在鈣和磷等礦物質的作用下鈣化，變得堅固。

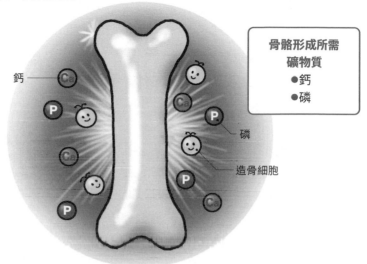

鈣

磷

造骨細胞

骨骼形成所需
礦物質
●鈣
●磷

佝僂病

佝僂病患者除了有 O 型腿、X 型腿現象，還會有脊椎變形問題。另外也可能出現前囟門閉合延遲的現象，或因橫膈膜變形而產生郝氏溝。

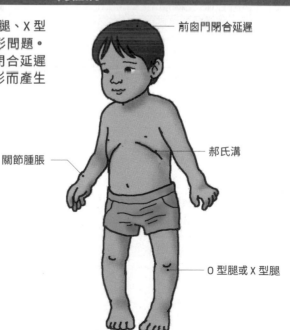

前囟門閉合延遲

郝氏溝

關節腫脹

O 型腿或 X 型腿

167

副甲狀腺功能亢進症

重點
- 副甲狀腺激素負責調整體內的鈣濃度。
- 癌症會引起副甲狀腺腺瘤或過度增生。
- 可能引起次發性骨質疏鬆症。

血液中鈣濃度過高的狀態

副甲狀腺功能亢進症是副甲狀腺激素（PTH）分泌過剩的疾病。

副甲狀腺位於甲狀腺後方，大約只有米粒大小，左右側上下各一，共4個，負責分泌代謝鈣質的副甲狀腺激素。在健康狀態下，血液中的鈣濃度太低時，副甲狀腺激素會增加，促使儲存於骨骼中的鈣質釋放，並作用於腸道吸收，提高血液中的鈣濃度。罹患副甲狀腺功能亢進症時，即便血液中的鈣濃度正常，副甲狀腺素還是會持續分泌，導致血液中的鈣濃度過高。

副甲狀腺功能亢進症分為副甲狀腺本身異常的原發性副甲狀腺功能亢進症，以及慢性腎衰竭等副甲狀腺以外的問題所引起的繼發性副甲狀腺功能亢進症。

可能進一步引起骨質疏鬆症

副甲狀腺功能亢進症的致病原因為形成於副甲狀腺上的腺瘤和過度增生。另外，雖然罕見，但癌症也可能是誘發原因之一。由於釋出大量鈣質，可能發生腎結石或腎功能低下等情況。

另一方面，副甲狀腺激素促使骨骼中的鈣質釋放，容易導致骨重塑失衡而引起骨質疏鬆症（請參照 P164）。

資格考中常見專門用語

副甲狀腺激素（PTH）
副甲狀腺分泌的荷爾蒙，主要的作用是調整身體內部的鈣濃度。PTH 是 parathyroid hormone 的簡稱。

過度增生
外在因素的影響導致正常細胞的增殖數量過多。

關鍵字

腎結石
形成於腎臟的結石。結石的成分包含草酸鈣、磷酸鈣、磷酸鎂、尿酸、胱胺酸等。

備忘錄

副甲狀腺功能亢進症引起骨質疏鬆症
副甲狀腺功能亢進症可能引起骨質疏鬆症。在原發性骨質疏鬆症的治療過程中，醫師會投予維生素 D 和鈣劑等藥物，但如果沒能診斷出副甲狀腺功能亢進症引起的繼發性骨質疏鬆症，而投予上述藥物，可能導致血液中的鈣濃度變得更高，務必多加留意。

副甲狀腺的解剖構造

副甲狀腺位於甲狀腺的後方,通常左右側上下各一,共4個。分泌作用於鈣質代謝的副甲狀腺激素。

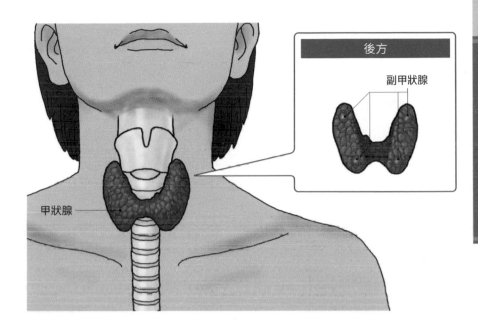

後方

副甲狀腺

甲狀腺

副甲狀腺功能亢進症的分類

副甲狀腺功能亢進症分為原發性和繼發性。原發性副甲狀腺功能亢進症是副甲狀腺本身失調而引起,而繼發性副甲狀腺功能亢進症則是慢性腎衰竭等其他疾病所引發。

分類	原因	病症
原發性	●腺瘤 ●過度增生 等	●副甲狀腺過度增生導致副甲狀腺激素分泌過剩,血液中的鈣濃度上升。
繼發性	●慢性腎衰竭 等	●副甲狀腺以外的疾病造成血液中的鈣濃度下降,促使副甲狀腺激素分泌增加。

自體免疫疾病① **類風濕性關節炎(RA)**

重點

● 免疫系統異常引起的全身性發炎性疾病。
● 特徵症狀為起床時手部關節僵硬。
● 據說發病原因和遺傳、環境等因素有關。

由製造關節液的滑液膜發炎而引起

類風濕性關節炎（rheumatoid arthritis：RA）是一種免疫系統失調造成關節發炎的全身**發炎性疾病**。此外，類風濕性關節炎也是一種**自體免疫疾病**，本該保護身體的**免疫系統**攻擊正常的關節等組織，導致製造**關節液**的**滑液膜**發炎。滑液膜發炎產生促使發炎惡化的細胞激素，包含**TNFα**、**IL-1**、**IL-6**等，而這些物質進一步破壞**關節軟骨**和關節。要是關節功能受到影響，演變成重症，關節會變僵硬、骨骼也可能變形。

特徵是起床時手部僵硬

類風濕性關節炎的症狀是關節腫脹與疼痛，尤其早上起床時手部關節僵硬更是典型症狀之一。罹患**關節炎**時，症狀通常對稱出現在左右側手指和腳趾等小關節，隨著病情進展，也可能出現在手肘、膝蓋、肩膀等部位的關節。另一方面，手指變形包含**尺側偏移**、**鵝頸指畸形**（請參照 P112）、**鈕釦指變形**等；足部變形則常見**拇趾外翻**（請參照 P128）。患者通常會避免活動疼痛的關節，導致**關節活動度**變小。

由於類風濕性關節炎是全身性疾病，除了關節疼痛外，也可能出現低燒、貧血、全身倦怠等症狀。雖然致病機轉仍不清楚，但一般認為和基因遺傳、抽煙等環境因素有關。根據調查，全日本有70~80萬名類風濕性關節炎患者，女性比例較高。好發年齡為30~50歲。

資格考中常見專門用語

發炎性疾病
因發炎引起的疾病。

關節軟骨
覆蓋骨骼關節面的組織。關節軟骨成分中有70％是水分，另外還包含玻尿酸和膠原蛋白等。

關鍵字

細胞激素
影響細胞增生與分化的活性物質。分為 TNF（腫瘤壞死因子）、介白素、干擾素等。

尺側偏移
手指根部向小指側彎曲變形。

鵝頸指畸形
手指變形宛如天鵝頸部。

鈕扣指變形
從指尖算來的第 2 節關節朝手掌側彎曲，而指尖關節朝手掌對側過度彎曲的狀態。

類風濕性關節炎的病症

類風濕性關節炎的病症如下所示。

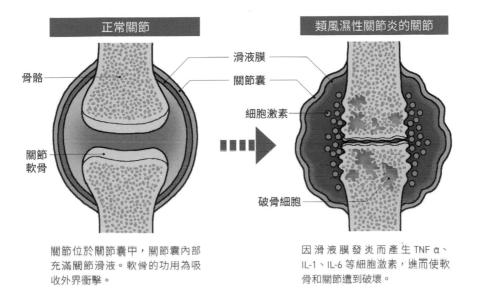

| 正常關節 | 類風濕性關節炎的關節 |

骨骼
滑液膜
關節囊
細胞激素
關節軟骨
破骨細胞

關節位於關節囊中，關節囊內部充滿關節滑液。軟骨的功用為吸收外界衝擊。

因滑液膜發炎而產生 TNF α、IL-1、IL-6 等細胞激素，進而使軟骨和關節遭到破壞。

類風濕性關節炎的代表性症狀

類風濕性關節炎的代表性症狀如下表所示。

部位	症狀
關節	●起床時關節僵硬 ●關節腫脹 ●關節疼痛 ●關節變形
關節以外	●低燒 ●全身倦怠感 ●食慾不振 ●淋巴腺腫大 ●眼睛乾澀、眼紅、刺痛 ●口乾 ●貧血

自體免疫疾病②

風濕性多發性肌痛症（PMR）

重點
- 肌肉疼痛為主要臨床症狀的發炎性疾病。
- 沒有肌力衰弱或肌肉萎縮的情況。
- 約20%的日本患者會合併巨細胞動脈炎。

近端肌肉疼痛和全身性症狀的自體免疫疾病

　　風濕性多發性肌痛症（polymyalgia rheumatica：**PMR**）是一種臨床症狀為肌肉疼痛的慢性**發炎性疾病**，雖然疾病名稱中有「風濕性」這三個字，但完全不同於**類風濕性關節炎**（請參照 P170）。

　　風濕性多發性肌痛症是**自體免疫疾病**，除了**近端肌肉**的肩膀周圍和腰部周圍肌肉出現疼痛、僵硬等情況外，還有發燒、倦怠、體重減輕等全身性症狀。雖然有肌肉疼痛現象，卻不會出現肌力衰弱或肌肉萎縮等症狀。

　　其症狀多半是突然出現，像是忽然間抬不起肩膀、突然腰痛到站不起身、睡覺時無法翻身等。由於關節疼痛也是主要症狀之一，必須與類風濕性關節炎進行鑑別診斷。類風濕性關節炎的症狀主要發生於手指等小關節，而風濕性多發性肌痛症的症狀主要為大關節周圍疼痛與關節**活動度**受到限制。

好發於50歲以上的中高齡者

　　此病症好發於50歲以上的中高齡者，且發生率會隨著年齡增長而提高，據說70~80歲為高峰期，女性發病機率高於男性。研究報告顯示，北歐地區的白人發生機率比其他人種高，日本人發生機率似乎比歐美人低。另一方面，日本患者中約20%會合併**巨細胞動脈炎**（顳動脈炎），症狀包含顳部周圍頭痛、視力衰退、下顎疼痛和無法咀嚼的**咀嚼暫停**等。

關鍵字

近端肌肉
肩膀與腰部周圍等靠近身體中心的肌肉。手腳等部位的肌肉稱為遠端肌肉。

咀嚼暫停
因咀嚼疼痛或說話引起下顎疲勞，必須反覆中斷、重啟咀嚼與對話。這是巨細胞動脈炎（顳動脈炎）的特有症狀。

巨細胞動脈炎
巨細胞動脈炎是一種慢性發炎的自體免疫疾病，常發生在頭頸部的動脈。由於是顳動脈發炎，所以過去也稱為顳動脈炎。

風濕性多發性肌痛症的鑑別診斷

必須進行鑑別診斷的疾病有很多種，其中最具代表性的就是類風濕性關節炎，這兩種疾病出現的症狀很類似，因此務必要進行鑑別診斷。

疾病名稱	特徵
風濕性多發性肌痛症 (PMR)	●頸部、肩膀、腰部、大腿等靠近軀幹的肌肉出現疼痛現象。好發於中高齡者，另外也會出現發燒、倦怠感等症狀。
類風濕性關節炎 (RA) **（請參照 P170）**	●關節內的滑液膜發炎，症狀包含疼痛、腫脹等。隨著病情的進展，逐漸出現關節變形和功能障礙等情況。
僵直性脊椎炎 (AS) **（請參照 P156）**	●背部到腰部、髖關節一帶疼痛和僵硬。隨著病情持續進展，脊椎和關節的活動性愈來愈差。
退化性關節炎 **（請參照 P82、P101）**	●骨骼與骨骼之間的軟骨磨損而引起疼痛。關節內可能積水或變形。
五十肩 **（請參照 P94）**	●旋轉肌袖發炎導致肩關節無法順利活動。主要發生於50歲左右的中高齡者。
腱鞘炎 **（請參照 P104）**	●手部的肌腱或腱鞘發炎，誘發手指和手腕關節疼痛。
股骨頭壞死 **（請參照 P122）**	●局部股骨頭沒有獲得足夠血液供應而壞死。病情惡化會導致股骨頭塌陷與隨之而來的疼痛。

COLUMN　為什麼會發生自體免疫疾病

　　人體具備一套能夠保護自我的機制，辨識進入體內的異物，一旦判定為敵人便會加以攻擊並排除。這個保護機制稱為「免疫」。而免疫功能發生異常，攻擊原本是同一陣線的自身細胞，這種情況即是自體免疫疾病。自體免疫疾病的種類繁多，分為症狀表現於全身內臟的類型，以及症狀只出現在特定內臟的類型。由於發病機轉不明，目前還沒有針對該疾病的特效藥。

腱鞘囊腫

重點

- 形成於關節囊和腱鞘的良性腫瘤。
- 可能是關節囊或腱鞘退化病變所致。
- 好發部位為手腕關節、手指根部和手背等處。

退化病變的關節囊和腱鞘所引起的良性腫瘤

　　腱鞘囊腫是指關節囊和腱鞘退化病變所引發的良性**腫瘤**。腫瘤裡塞滿果凍狀物質，這個物質有硬的也有軟的，種類繁多。此外，腫瘤大小不一致，有些小如米粒，有些則大如乒乓球。

　　腱鞘囊腫的致病機轉至今尚不明確，但一般認為是關節囊或腱鞘退化病變所致。**滑液膜分泌的滑液**從關節或腱鞘等處漏出，並且流入關節囊（覆蓋關節）因退化病變而突出的部位。好發於20~40歲的年輕女性，但未必是經常使用手部的人。

壓迫神經時可能出現疼痛或發麻症狀

　　腱鞘囊腫經常發生在**手腕關節、手指根部和手背**部位，但也可能發生在膝關節和足踝附近，全身都有可能發病。腫瘤本身不會疼痛，然而根據發病部位和腫瘤大小，可能壓迫、刺激到通過該部位附近的神經，因此誘發疼痛與麻木感。除此之外，過度使用手部可能導致腫瘤變大。

　　經醫師診斷為腱鞘囊腫時，若沒有疼痛或異樣感等症狀，可以先持續追蹤觀察。但腫瘤過大且影響外觀時，即便沒有疼痛症狀也可能要進行醫療處置。

 備忘錄

腫瘤
一般是指腫脹、腫塊等突起物。分為腫瘤性腫瘤和發炎性腫瘤。

腱鞘囊腫的好發部位

腱鞘囊腫經常發生在手腕關節、手指根部和手背部位。有些小如米粒，有些大如乒乓球，尺寸各異。

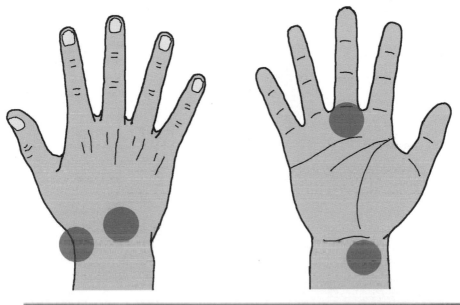

腱鞘囊腫的病症

腱鞘囊腫因關節囊或腱鞘退化病變而引發。

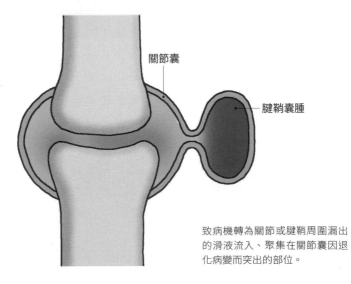

關節囊

腱鞘囊腫

致病機轉為關節或腱鞘周圍漏出的滑液流入、聚集在關節囊因退化病變而突出的部位。

骨骼軟組織腫瘤① **骨肉瘤**

● 形成於骨骼軟組織的惡性腫瘤。
● 骨骼軟組織腫瘤還有軟骨肉瘤和伊文氏肉瘤等。
● 好發部位為膝關節周圍。

骨肉瘤是骨骼軟組織肉瘤中最常見的疾病

發生於骨骼軟組織部位的腫瘤稱為**骨骼軟組織腫瘤**，其中惡性腫瘤稱為（惡性）**骨骼軟組織肉瘤**。骨骼軟組織肉瘤有**骨肉瘤、軟骨肉瘤、伊文氏肉瘤**（請參照 P178）等。

骨骼的惡性腫瘤分為骨骼本身形成腫瘤的**原發性惡性骨腫瘤**，以及其他內臟的癌細胞轉移至骨骼的**轉移性惡性骨腫瘤**，但**肉瘤**主要是指原發性腫瘤。原發性惡性骨腫瘤的致病機轉尚不明確，但一般認為部分腫瘤與基因遺傳有關。另一方面，**轉移性惡性骨腫瘤**則是原發癌轉移至骨骼而引起。

好發於10多歲的男童

原發性惡性骨腫瘤中最常見的是骨肉瘤，好發於10多歲的男童，且經常形成於膝關節周圍的**遠端股骨**（股骨下端）、近端**脛骨**。其他像是肩膀附近的**肱骨**也可能發生骨肉瘤。

主要臨床症狀為疼痛和**腫脹**，發病初期會出現運動時疼痛現象。疼痛會隨著病情進展而加劇，直到在靜止狀態下也會感到疼痛。另外也會出現皮膚灼熱和明顯腫瘤等症狀。

日本的一年預估發病人數約為70人，由於患者非常少，算是一種罕見癌症。過去罹患骨肉瘤的5年存活率是10~20％，不過現今已經有明確的治療方式，有望提升至70％左右。

資格考中常見專門用語

骨骼軟組織
指非皮膚也非內臟的組織部位。

肉瘤
形成於屬於軟組織的骨骼、肌肉、脂肪等部位的惡性腫瘤。

關鍵字

遠端股骨
膝蓋附近的股骨（大腿）。

骨肉瘤的好發部位

骨肉瘤好發於10多歲男孩，最常出現在膝關節周圍。也會發生在遠端股骨、脛骨、上臂等部位。

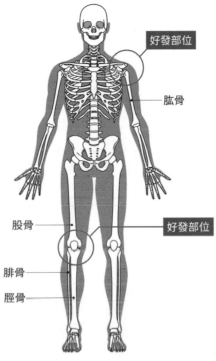

好發部位

肱骨

股骨　　　　好發部位

腓骨

脛骨

惡性骨腫瘤的特徵

惡性骨腫瘤（骨癌）分為原發性和轉移性。轉移性惡性骨腫瘤占多數，原發性惡性骨腫瘤則相對罕見。

分類	疾病名稱	好發部位
原發性	骨肉瘤	●股骨、脛骨、肱骨等
	軟骨肉瘤	●股骨、骨盆、肱骨等
	伊文氏肉瘤（請參照 P178）	●股骨、骨盆、脊椎等
轉移性	轉移性腫瘤	●肺癌、乳癌等容易發生骨轉移 ●癌細胞破壞骨骼結構，減弱骨骼強度

177

其他疾病

骨骼軟組織腫瘤② **伊文氏肉瘤**

重點
● 因特定基因異常而發病。
● 好發於10多歲的青少年。
● 包含典型伊文氏肉瘤和骨外性伊文氏肉瘤。

約半數病例發生於青春期

伊文氏肉瘤屬於骨骼軟組織肉瘤（請參閱 P176）的一種，是發生於骨骼的**惡性腫瘤**，但偶爾也會發生在骨骼以外的**軟組織**部位。日本的一年預估發病人數約為50人，在兒童骨腫瘤中是僅次於**骨肉瘤**（請參閱 P176）的第二常見疾病。好發於青少年，據說約半數病例發生在青春期。

根據病理學家詹姆斯・伊文（James Ewing）在 1921年提出的研究報告，此病症是骨骼原發性**小圓細胞**增生所致，在病理學上不同於骨肉腫。近年來連同**骨外性伊文氏肉瘤**、原始神經外胚瘤（**PNET**）、胸壁**Askin 瘤**等同類型的疾病，合稱為**伊文氏肉瘤家族腫瘤**。因特定基因異常而發病，不僅惡性度極高，病程進展也相當快速。

好發於股骨和肱骨等四肢部位

伊文氏肉瘤的**病程分期**不同於一般惡性腫瘤，而是分為未轉移的**局部性**和遠端轉移的**轉移性**。轉移部位多半是肺、骨骼和骨髓等。不良預後因子包含年齡為15歲以上、發病部位為軀幹或骨盆、已經轉移等。

伊文氏肉瘤的主要臨床症狀為腫瘤附近腫脹和疼痛。由於好發於10多歲青少年，有時會被誤認為是**生長痛**，務必多加注意。**典型伊文氏肉瘤**好發於四肢，但也可能出現在骨盆和肋骨；而骨外性伊文氏肉瘤則好發於**軀幹**和四肢的**遠端部位**。

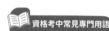

資格考中常見專門用語

小圓細胞
由細胞質少的未分化細胞所形成的腫瘤。

關鍵字

病程分期
表示癌症進展程度的評估標準。

生長痛
生長發育期的孩子經常出現的腳痛現象。

軀幹
除了頭部和四肢以外的軀體部分。

備忘錄

不良預後因子
可能導致疾病治療過程或治療後惡化的因素。

發生於骨骼的肉瘤比例

發生於骨骼部位的肉瘤中，最常見的是骨肉瘤。而伊文氏肉瘤占骨骼部位肉瘤的10%左右。

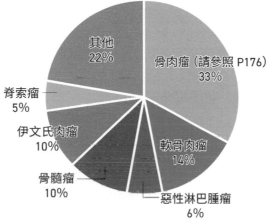

出處：國立癌症研究中心罕見癌症中心官網
https://www.ncc.go.jp/jp/rcc/about/bone_sarcomas/index.html

伊文氏肉瘤的病程分期

伊文氏肉瘤的病程分期一般如下表所示。

局部性	●腫瘤未擴散超過原發部位或淋巴結
轉移性	●轉移至其他部位 ●多轉移至肺、骨骼、骨髓

COLUMN **兒童癌症的特徵**

兒童癌症是指發生於15歲以下兒童的惡性腫瘤。兒童癌症種類很多，其中1/3左右是白血病，其餘為實質固態瘤，又其中半數左右為腦腫瘤。日本每年約有2000~2500名兒童癌症患者，兒童對化療治療和放射線治療的敏感性高，因此相對容易治癒，整體治癒率約70%。然而繼發性癌症等晚期合併症發生機率高，需要長期追蹤。

肌少症、運動障礙症候群、衰弱症

 重點
● 肌少症是身體功能低下的狀態。
● 介於健康與需要照護之間的狀態稱為衰弱症。
● 運動障礙症候群是身體性衰弱症的原因。

運動障礙症候群和肌少症使照護風險提高

年齡增長等因素導致**肌肉質量降低**、**肌力**和身體功能逐漸下降的狀態稱為**肌少症**。肌少症通常與飲食、運動等生活習慣息息相關。平日若沒有做什麼特別保養或鍛鍊，肌肉通常自40歲左右起會逐漸衰退。一旦陷入肌肉量減少，運動量跟著減少的惡性循環，日常生活就會慢慢受到影響。

骨骼或關節等運動功能受損，行走與站立等移動能力下降的狀態稱為**運動障礙症候群**（簡稱LOCOMO）。在家裡絆倒或上下樓梯需要藉助扶手，可能是運動障礙症候群所致。運動障礙症候群的發生原因包含肥胖、過瘦、骨質疏鬆症（請參閱 P164），隨著病情的進展，未來需要照護的風險也會提高。

衰弱症包含3個面向

年齡增長使身心衰老的狀態稱為**衰弱症**，通常是指介於健康與需要照護之間的狀態。絕大多數的情況下，衰弱症是演變至需要他人照護之前的過渡期，及早進行適當處理的話，能夠恢復健康狀態。

衰弱症包含身體性、心理性、社會性3個面向，由於彼此之間相互影響，需要多管齊下。肌少症和運動障礙症候群包含在衰弱症裡面，肌少症是造成運動障礙症候群的原因，而運動障礙症候群則是引發**身體性衰弱症**的原因。

 資格考中常見專門用語

肌少症
肌肉質量降低導致肌力和身體功能下降的狀態，可能出現走路變慢、雙手握力下降等症狀。

運動障礙症候群（LOCOMO）
骨骼、肌肉和神經等運動器官受損，導致移動能力下降的狀態。通常簡稱為 LOCOMO。

衰弱症
年齡增長等因素導致身心衰老的狀態。英文名稱為「Frailty」，有虛弱、衰老的意思，指的是介於健康與需要照護之間的狀態。絕大多數的情況下，衰弱症是演變成需要他人照護之前的過渡期，言下之意是，如果及早處理，就能夠恢復健康狀態。

 備忘錄

肌肉質量
肌肉質量下降，熱量消耗也跟著減少，這時候便容易蓄積脂肪。

肌少症、運動障礙症候群、衰弱症之間的關係

肌少症是引起運動障礙症候群的原因，而運動障礙症候群則是進一步造成身體性衰弱症的原因，這二者都包含在衰弱症中。

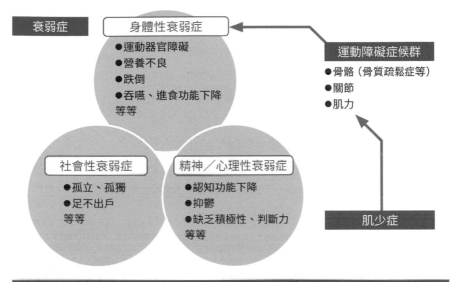

衰弱症的惡性循環

吃進體內的食物量減少導致營養不良，使肌肉質量下降，運動量減少。疲勞和基礎代謝下降，又造成活動量和熱量消耗減少，陷入惡性循環。

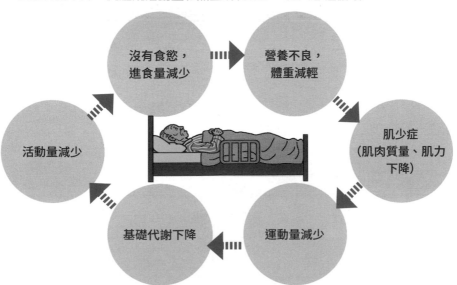

軟骨發育不全症

重點
● 最具代表性的骨骼系統疾病之一，特徵為身材矮小。
● 骨骼或軟骨生長異常導致骨骼發育不良所致。
● 纖維母細胞生長因子受體缺陷的體染色體顯性遺傳疾病。

四肢較短且身材矮小

骨骼、**軟骨**、韌帶等形成骨架的組織因生長或發育不良，導致全身骨架形成或構造異常的疾病，統稱為**骨骼系統疾病**。根據**國際疾病分類**，2019年的骨骼系統疾病共有461種，其中大部分屬於**難治傷病**（請參閱 P122）。**軟骨發育不全症**的特徵是四肢近端較短且身材矮小，是骨骼系統疾病的代表性疾病之一，估計每2萬人中會有1人罹患此病。

頭圍大、鼻梁塌陷、三叉指也是常見症狀

軟骨發育不全症的主要特徵是身材矮小，通常還會伴隨頭圍大、鼻梁塌陷（鞍形鼻）的容貌異常，以及中指和無名指明顯分開的**三叉指**等症狀。出生時的身高並不會特別矮，但成年後的平均身高會明顯矮小許多，男性為130cm左右，女性為125cm左右。除此之外，邁入中高齡後容易出現**椎管狹窄**、下肢麻痺、**間歇性跛行**（請參閱 P141「COLUMN」）、**退化性關節炎**等問題，這些問題通常都伴隨行走不便等障礙。併發症部分則包含脊髓壓迫、睡眠呼吸中止症、中耳炎等。

致病原因是**4號染色體**的纖維母細胞生長因子受體3型（FGFR3）病變，屬於**體染色體顯性遺傳**。也就是說，父母其中一方若有軟骨發育不全症，約有50%機率會生下患有軟骨發育不全症的小孩。實際上，由健康父母所生的患者，病因也幾乎都是基因突變。

資格考中常見專門用語

骨骼系統疾病
形成骨架的骨骼、軟骨、韌帶等組織於生長、發育、分化過程中受到抑制，導致骨架形成與構造異常的疾病總稱。

三叉指
手指粗短，手指伸直時，中指與無名指之間明顯分開。

關鍵字

纖維母細胞生長因子受體
結合纖維母細胞生長因子的蛋白質受體。產生突變時會引發遺傳疾病。

體染色體顯性遺傳
從父親和母親遺傳來的體染色體中，只要其中一方帶有致病基因變異，生下來的小孩極有可能遺傳該致病基因變異。

軟骨發育不全症的特徵

軟骨發育不全症的特徵如下表所示。

身體部位	特徵
頭部	●頭圍大 ●額頭向前突出 ●鞍型鼻（鼻梁塌陷） ●下顎向前突出
四肢	●四肢近端較短 ●O 型腳 ●三叉指（中指與無名指之間明顯分開）
其他	●身高矮小 ●可能有椎管狹窄現象

軟骨發育不全症的病症

軟骨發育不全症的致病原因為纖維母細胞生長因子受體3型基因異常，導致長骨生長受到抑制。因此患者的骨骼通常比正常骨骼粗且短。

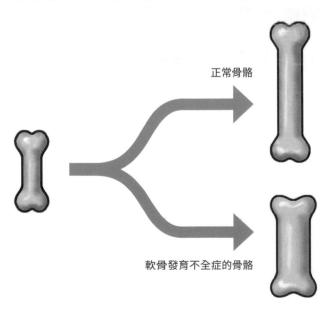

正常骨骼

軟骨發育不全症的骨骼

其他疾病

多指症／併指症

重點
- 骨骼系統疾病大致分為骨軟骨發育不良症和骨發育不全症。
- 因手掌原始組織過度分裂或分離不全所致。
- 先天性結構異常中最常見的疾病。

骨發育不全症是發生於懷孕初期的先天性異常

形成骨架的骨骼和軟骨等組織於生長和發育時出現異常，導致骨骼發育不全的疾病統稱為**骨骼系統疾病**。大致分為全身骨架異常的**骨軟骨發育不良症**，以及僅有特定部位異常的**骨發育不全症**。骨發育不全症是指在形成骨骼和軟骨之前發育不全，出現在懷孕初期的**先天性異常**。先天性異常是指在胚胎內形成手腳的過程中發育停止，或骨骼未能確實分離。

先天性異常中最常見的疾病

手指或腳趾的數量比正常人多的狀態稱為**多指症**（腳趾則為**多趾症**）。手指在胚胎期由**手掌原始組織**形成的裂痕逐漸發育而成，過度分裂會導致手指數量增加。多指症是先天性手腳畸形中最常見的一種，發生機率為每1000~2000人中有1人，男嬰的比例高於女嬰。多指症分為有完整手指的**掌骨型**、局部分離的**遠端指骨型**，以及像疣一樣突出於拇指外側的**浮遊型**。手指部位最常見的是發生於拇指側的**拇指多指症**，而腳趾部位則常見於小趾側。

另一方面，相鄰的兩手指連為一體的狀態稱為**併指症**，是胚胎期手掌原始組織分離不全所致。分為**皮膚性併指（趾）**和**骨性併指（趾）**等類型，發生機率僅次於多指症。臨床上手部最常見的症狀是中指和無名指併連，腳部最常見的則是食趾和中趾併連。

資格考中常見專門用語

骨發育不全症
在懷孕初期骨骼形成前的狀態下所發生的發育不全現象。

手掌原始組織
胚胎期形成身體器官時，手掌部位的最原始組織。

皮膚性併指
併指症的其中一種類型，僅皮膚和皮下軟組織相連的類型。

骨性併指
併指症的其中一種類型，連骨骼都相連在一起的類型。

關鍵字

先天性異常
在出生前就已經發生的身體異常現象。

多指症與併指症的類型

多指症與併指症的分類各自如下所示。

疾病名稱	原因	發病部位	特徵
骨軟骨發育不良症	基因異常	全身	●因骨骼與軟骨相關的基因突變而發病
骨發育不全症	基因異常	特定部位	●因發育、分化、生長相關的基因突變而發病

多指症與併指症的類型

多指症與併指症的分類各自如下所示。

多指症

浮遊型

像疣一樣突出於拇指外側的贅生指。

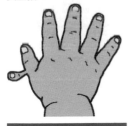

遠端指骨型

僅指尖局部分離。

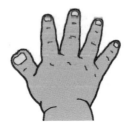

掌骨型

有完整的手指形狀。

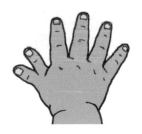

併指症

皮膚性併指症

僅皮膚和軟骨組織相連。依相連的程度分為局部型和完全型。

局部型

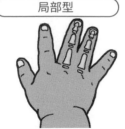

完全型

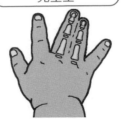

骨性併指

除了皮膚和軟骨組織，連骨骼都相連在一起。

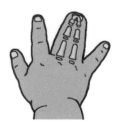

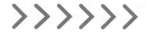 索 引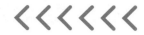

骨科自我保健教科書

骨骼、肌肉、關節 & 日常運動傷害全解析！教你認識身體的運動器官，
自我診斷生活中常見的運動傷害與骨骼疾病

作　　　者／石井賢（監修）

譯　　　者／龔亭芬

審　　　訂／戴大為

企畫編輯／王瀅晴

特約編輯／王　綺

封面設計／李岱玲

內頁排版／李岱玲

發 行 人／許彩雪

總 編 輯／林志恆

出 版 者／常常生活文創股份有限公司

地　　　址／106台北市大安區信義路二段130號

讀者服務專線／ (02) 2325-2332

讀者服務傳真／ (02) 2325-2252

讀者服務信箱／ goodfood@taster.com.tw

法律顧問／浩宇法律事務所

總 經 銷／大和圖書有限公司

電　　　話／ (02) 8990-2588

傳　　　真／ (02) 2290-1628

製版印刷／龍岡數位文化股份有限公司

初版一刷／ 2024 年 4 月

定　　　價／新台幣 460 元

I S B N ／ 978-626-7286-14-2

國家圖書館出版品預行編目 (CIP) 資料

骨科自我保健教科書：骨骼、肌肉、關節
& 日常運動傷害全解析！教你認識身體的
運動器官，自我診斷生活中常見的運動傷
害與骨骼疾病 / 石井賢作；龔亭芬譯 . --
初版 . -- 臺北市：常常生活文創股份有限
公司 , 2024.04

　面；　公分

ISBN 978-626-7286-14-2(平裝)

1.CST: 骨科 2.CST: 骨傷科 3.CST: 健康法
4.CST: 保健常識

416.6　　　　　　　　　113003484

FB｜常常好食　　網站｜食醫行市集
著作權所有‧翻印必究
（缺頁或破損請寄回更換）

< 原書スタッフ >
編集 有限会社ヴュー企画 (佐藤友美・加藤朱里)
本文デザイン 中尾剛 (株式会社バズカットディレクション)
執筆協力 美奈川由紀
イラスト 内山弘隆、杉山真理

UNDO・KARADA ZUKAI UNDOKI・SEIKEIGEKA NO KIHON supervised by Ken Ishii
Copyright © 2022 Mynavi Publishing Corporation
All rights reserved.
Original Japanese edition published by Mynavi Publishing Corporation

This Traditional Chinese edition is published by arrangement with Mynavi Publishing Corporation, Tokyo in care of Tuttle-Mori
Agency, Inc., Tokyo, through LEE's Literary Agency, Taipei City.